T0133196

Kohlhammer

Pädiatrische Neurologie
Herausgegeben von Florian Heinen

Weitere Bände der Reihe:

- Florian Heinen, Sandro Krieg, Ingo Borggräfe, Matthias Kieslich,
  Jens Böhmer, Birgit Ertl-Wagner, Alenka Pecar
  Neuropharmakotherapie und klinische Systematik
  ISBN: 978-3-17-021663-1

- Mirjam N. Landgraf, Florian Heinen
  Fetales Alkoholsyndrom
  S3-Leitlinie zur Diagnostik
  ISBN: 978-3-17-023444-4

- Wolfgang Müller-Felber, Ulrike Schara
  Neuromuskuläre Erkrankungen bei Kindern und Jugendlichen
  Leitfaden für die klinische Praxis
  ISBN: 978-3-17-022485-8

Mijna Hadders-Algra

Praxis
Entwicklungsneurologie

Untersuchung auf Milde Neurologische Dysfunktion (MND)

Übersetzt ins Deutsche von
Uta Tacke, Helene Auffermann, Ute Breuer und
Florian Heinen

Verlag W. Kohlhammer

1. Auflage 2014

Alle Rechte vorbehalten
© W. Kohlhammer GmbH, Stuttgart
Umschlagabbildung: Julian Opie, *Padmini*, schoolgirl. 2. 2007
© Julian Opie, courtesy the artist.
Gesamtherstellung: W. Kohlhammer GmbH, Stuttgart

Print:
ISBN 978-3-17-022197-0

E-Book-Formate:
pdf: ISBN 978-3-17-023870-1
epub: ISBN 978-3-17-025960-7
mobi: ISBN 978-3-17-025961-4

Inhaltsverzeichnis

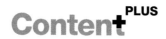

Videos:

- gesamter Untersuchungsablauf (5 ½ und 7 Jahre)
- Beispiele zum Untersuchungsablauf und -ergebnis bei typischer Entwicklung
- Beispiele zum Untersuchungsablauf und -ergebnis bei Vorliegen einer Milden Neurologischen Dysfunktion (MND)

Untersuchungs-Dokumentation und -Auswertung:

- Beurteilungsbogen zum Ausdrucken (Pdf)
- elektronische Form (Programm für Windows)

Vorwort zur deutschen Ausgabe

Die neurologische Untersuchung des Kindes ist der klinische Zugang zu seiner Entwicklung.

Die neurologische Untersuchung ist in ihrem Wesen interaktiv und erfasst so zeitgleich Klinik, Verhalten, Befinden und Persönlichkeit. In ihr begegnen sich Untersucher und Kind dergestalt, dass ein individuelles Entwicklungsprofil entsteht, von dem aus Diagnosen, Differenzialdiagnosen und Arbeitshypothesen abgeleitet werden können.

Die neurologische Untersuchung bestätigt sich als die geeignete und notwendige Basis für einen intelligenten und ressourcenbewussten Einsatz des technisch Möglichen, psychologisch Weiterführenden und therapeutisch Indizierten.

Im Abbild der klassischen neurologischen Untersuchung des Erwachsenen waren die Dimensionen der kindlichen Entwicklung nur unzureichend dargestellt. B.C.L. Touwen hat in den 1970er Jahren mit seiner »Untersuchung von Kindern mit geringen neurologischen Defiziten« einen ärztlichen und systematisch altersreferenzierten Zugang zur kindlichen Entwicklung erarbeitet. Es ist das Verdienst von Mijna Hadders-Algra, diese Arbeit konzeptuell neu gefasst, aktualisiert und mit videobasierten Untersuchungssequenzen ergänzt zu haben. Sie hat dabei die klinischen Kernkompetenzen aus der »Groninger Schule« so validiert und strukturiert, dass sie nun wieder als ebenso praktische wie moderne Untersuchungsinstrumente der kindlichen Entwicklung eingesetzt werden können.

Das Buch betont also auf geeignete und zeitgemäße Art und Weise den Wert und die Aussagekraft der ärztlichen – kinderneurologischen – Untersuchung: für den Kinder- und Jugendarzt, den Kinderneurologen, den Neurologen und den Praktiker der Familienmedizin.

Dieses Buch kann dabei unterschiedlich gelesen und gebraucht werden:

- als alltagserprobtes Nachschlagewerk für einzelne neurologische Funktionsdomänen und die korrespondierenden Untersuchungssequenzen
- als Leitfaden für die klinische Implementierung des Konzepts der »Milden Neurologischen Dysfunktion« (MND)
- als komplette »Werkzeugsammlung« der klinischen Entwicklungsneurologie ab dem 4. Lebensjahr, gleichermaßen für Querschnitt- wie für Längsschnittstudien geeignet
- als Darstellung der Entwicklung im Spiegel einer Phänomenologie der Motorik
- als Brainstorming für all diejenigen, die die Faszination kindlicher Entwicklung teilen und damit von dem großen Thema »Entwicklung« ebenso praxisnah wie konzeptuell herausgefordert werden wollen

Trotz dieses wunderbaren Buchs bleibt kindliche Entwicklung allein im klinischen Kontext so komplex, so variabel und so individuell, dass sie nicht mit *einem* Instrument zu fassen ist, auch nicht mit diesem.

Die Abteilung Neuropädiatrie, Entwicklungsneurologie und Sozialpädiatrie im Dr. von Haunerschen Kinderspital der Universität München hat die deutsche Version in direkter Zusammenarbeit mit Mijna Hadders-Algra erstellt und dabei ärztliche ebenso wie physiotherapeutische Kompetenz eingesetzt. Ruprecht Poensgen und seine Mitarbeiter vom Kohlhammer Verlag haben die Bedeutung dieses Vorhabens erkannt und die notwendigen »Wege und Nebenwege« zu diesem Buch auf das Vorbildlichste unterstützt und gestaltet.

Unser Dank geht an Mijna Hadders-Algra für ihre herausragende Arbeit, ihre konzeptuelle Kreativität, ihre methodische Genauigkeit und ihre immer stimulierende und unterstützende Kommunikation.

Uta Tacke und Florian Heinen, Freiburg und München im März 2014

Vorwort von Bert C. L. Touwen, Niederlande

Ich schreibe dieses Vorwort mit großer Freude, und zwar aus zwei Gründen: Erstens gibt es mir die Möglichkeit, meine Dankbarkeit und Bewunderung für die glänzende Arbeit von Frau Professor Hadders-Algra, die sie mit der Überarbeitung und Aktualisierung dieses Buchs geleistet hat, auszudrücken. Das Buch wurde praktisch neu geschrieben. Das war wünschenswert, denn die erste Auflage wurde 1970 veröffentlicht und die zweite, bis heute letzte, ist aus dem Jahr 1979. Obwohl die Untersuchungstechnik über die Jahre dieselbe geblieben ist, sind die Kenntnisse über Einzelheiten, Bedeutung und Grundlagen der Milden Neurologischen Dysfunktion (MND) gewachsen. Die theoretischen Überlegungen haben sich geändert und mit ihnen die Vorstellungen über Ursachen und Pathogenese vieler dieser milden Befunde. Das Buch hatte eine Aktualisierung dringend nötig. Ich freue mich, dass Frau Professor Hadders-Algra diese Aufgabe in der ihr eigenen, klaren und zuverlässigen Art übernommen hat.

Der zweite Grund für meine Freude, dieses Vorwort zu schreiben, liegt darin begründet, dass ich so die Möglichkeit habe, etwas zur Geschichte dieses Buchs zu erzählen. Die hier vorgestellte Untersuchungsmethode ist Teil der Entwicklungsneurologie und die Entwicklungsneurologie ist eng mit dem Namen Heinz Prechtl verbunden. In den fünfziger Jahren des 20. Jahrhunderts stellte er sein Konzept vor, wonach das Kind nicht ein kleiner Erwachsener ist, sondern in jedem Alter über ein dem Alter angepasstes Gehirn verfügt und eine dem Alter angepasste Hirnfunktion zeigt. Folgerichtig ist für die Untersuchung des Zentralen Nervensystems beim Kind ein entwicklungsbezogener Ansatz notwendig, also eine Methode, die bezogen auf das jeweilige Alter differenziert und auf den genauen Beobachtungen des kindlichen (senso)motorischen Verhaltens beruht.

Kinderärzte hatten natürlich schon lange die Notwendigkeit einer solchen entwicklungsneurologischen Methode erkannt, diese hatte aber noch nicht den Weg in die neurologische Praxis gefunden. Außerdem waren die Veränderungen des sich entwickelnden Gehirns zu dieser Zeit weitgehend unbekannt. Logischerweise hatte dieses Konzept einen erheblichen Einfluss auf die Früherkennung von Hirnerkrankungen im Säuglings- und Kindesalter sowie auf die Beurteilung milder Auffälligkeiten cerebraler Funktionen.

In Groningen beurteilten wir ganze Jahrgänge von Neugeborenen neurologisch und untersuchten diejenigen Kinder, bei denen wir ein Risiko für neurologische Funktionsstörungen vermuteten, nach. Durch diese Studien konnten wir altersgemäße, standardisierte Untersuchungsmethoden für Säuglinge, Kleinkinder und ältere Kinder entwickeln.

Gegen Ende des letzten Jahrhunderts hatte ich die Ehre, ein Mitarbeiter von Herrn Professor Prechtl zu sein, und konnte mit ihm sein Konzept für Klein-, Vorschul- und Schulkinder entwickeln. Das Ergebnis waren Schriften zur neurologischen Entwicklung von Säuglingen und zu altersadäquaten Untersuchungstechniken für (Vor-)Schulkinder.

Die erste Auflage dieses Buchs erschien 1970 mit Professor Prechtl als Co-Autor. Im Jahr 1979 erfuhr das Buch seine erste Überarbeitung und Erweiterung. Damals war man der Meinung, dass Verhaltens- und Lernprobleme bei ansonsten normal entwickelten Kindern durch Hirnauffälligkeiten bedingt seien, genauer gesagt, durch diskrete und nicht einfach zu erkennende neurologische Dysfunktionen. Im letzten Quartal des 20. Jahrhunderts traten psychologische und psychiatrische Konzepte erneut in den Vordergrund. Vielleicht war dies ein Grund für das nachlassende Interesse an den milden Zeichen der neurologischen Dysfunktion. Langsam kam man jedoch zu der Einsicht, dass bei Kindern mit Verhaltens- und Lernproblemen psychiatrische *und* somatische (inklusive genetische) Ursachen eine Rolle spielen könnten. Und so entstand erneut der Bedarf für eine gute und altersgemäße neurologische Beurteilung kindlicher Funktionen. Und eine Neuausgabe meines Buchs schien wünschenswert.

Frau Professor Hadders-Algra, die Ende der 1980er Jahren zu uns kam, ist eine Expertin, wenn es um die Analyse der verschiedenen Symptome des Kindes geht. Es ist ihr gelungen, diejenigen mit der größten klinischen Bedeutung und solche, die weniger relevant sind, zu identifizieren. Das Ergebnis eines großen Teils ihrer Arbeit kann man in der vorliegenden Auflage des Buchs finden. Darüber hinaus hat sie in gut lesbarer Form die Literatur der letzten 50 Jahre zusammengetragen, die sich mit den milden Auffälligkeiten neurologischer Funktionen und deren möglichem Bezug zu den Problemen der Kinder mit entwicklungsneurologischen Erkrankungen beschäftigt. Das vorliegende Buch bietet weit mehr als eine Untersuchungstechnik.

Wenn ich die neue Auflage lese, erkenne ich sie manchmal kaum wieder; das empfinde ich als Kompliment. Dieses Kompliment ist das würdige Ende eines Vorworts für die hervorragende Neubearbeitung eines Buchs, das mir sehr am Herzen liegt.

Bert C. L. Touwen
Emeritierter Professor für Entwicklungsneurologie
Universität Groningen, Niederlande

Vorwort von Rob J. Forsyth, Großbritannien

Kliniker sehen häufig Kinder, deren motorische Entwicklung – obwohl die klassischen neurologischen Funktionen bei ihnen keine Auffälligkeiten zeigen – eindeutig außerhalb der Normalverteilung liegen und Anlass zur Sorge der Eltern geben, aber auch Grund für funktionelle Einschränkungen, Frustrationen und Unzufriedenheit der Kinder sind. Dieses Buch wird den Therapeuten und klinischen Entwicklungsneurologen, die diese Kinder sehen, eine große Hilfe sein.

Wenn der Kliniker mit Symptomen konfrontiert wird, deren Bedeutung ungeklärt ist, empfiehlt er klugerweise, abwartend zu beobachten. Das Problem ist, dass wir im Allgemeinen besser abwarten als beobachten können. Wir haben vor allem in den vielen Jahren, in denen wir sie nun kennen, nicht genug über die neurologischen »soft signs« gelernt und darüber, welche Schlüsse sich daraus ziehen lassen.

Mijna Hadders-Algra hat beobachtet, sehr genau und über viele Jahre. Ihre Ernsthaftigkeit, Ehrlichkeit und Objektivität, mit der sie sich diesem wichtigen Thema gewidmet hat, sind vorbildlich. Wenn frühere Daten aus heutiger Sicht nicht mehr mit den damaligen Schlussfolgerungen übereinstimmten, hat sie darauf hingewiesen. Sie hat sich nicht gescheut, frühere Arbeiten zu revidieren, sie hat in dieser dritten Ausgabe das Untersuchungsprotokoll vereinfacht und so eine breite Anwendung in der täglichen Praxis ermöglicht. Sie hat zudem die begrenzte Interrater-Reliabilität der früheren Untersuchungen erkannt und als Ursache die uneinheitliche Untersuchungstechnik identifiziert. Zur Verbesserung hat sie – als deutlichste Änderung der vorliegenden Ausgabe – diese mit Bild- und Filmmaterial ergänzt. Ihre Genauigkeit im Detail und die Entschlossenheit, ein Gebiet der klinischen Forschung klar zusammenzufassen, sind mustergültig.

Eine Wissenschaftlerin mit ihrer Integrität verschließt nicht die Augen vor offenen Fragen. In diesem wie in anderen Bereichen der Entwicklungsneurologie ist es bekanntermaßen schwierig, eine willkürliche Schwelle für ein kontinuierlich verteiltes Merkmal zu definieren, nach welcher das Kind zum »Fall« wird. Wir alle wissen, wie wenig passend binäre Zuordnungen z.B. für die Dyspraxie (Hat mein Kind das? Ja oder nein?) sein können. Die begrenzte Korrelation zwischen den Symptomen einer milden Hirndysfunktion und den Ergebnissen der Magnetresonanztomographie unterstreicht diesen Aspekt und wird hier ausführlich diskutiert. Aber bis eine »Legt-alle-in-die-Röhre-Mentalität (scan 'em all)« die klinische Untersuchung verdrängt (was sie weder tun kann noch tun wird), werden alle auf diesem Gebiet praktisch Tätigen die sorgfältige Arbeit vieler Jahre, die in diesem Buch vorgestellt wird, ausgesprochen schätzen.

Rob J. Forsyth
Consultant and Senior Lecturer in Child Neurology
Newcastle General Hospital und Newcastle University
Newcastle on Tyne, Großbritannien

Danksagungen von Mijna Hadders-Algra und Florian Heinen

Zuallererst und am ausdrücklichsten möchte ich Herrn Professor Bert Touwen danken, bei dem ich die Prinzipien der Entwicklungsneurologie und die Grundlagen der neurologischen Untersuchung von Kindern lernen durfte. Er hat immer den dringenden Bedarf einer standardisierten, altersspezifischen und ausführlichen neurologischen Untersuchung von Kindern mit Koordinations-, Lern- und Verhaltensstörungen betont. Darüber hinaus hat er darauf hingewiesen, dass es eine einfache Eins-zu-eins-Beziehung auf dem Gebiet der Entwicklungs-, Verhaltens- und Kognitionsneurologie nicht geben kann. Ich fühle mich privilegiert durch die Erlaubnis, sein Manual, das er in den 1970er Jahren entwickelt hat, zu überarbeiten, und ich danke ihm für seine Ermutigungen und die warmherzige Unterstützung, die den Prozess der Überarbeitung begleitet haben.

Karel Maathuis, MD, PhD, und Jessica van Horn, MD, danke ich für die kritischen Kommentare zu den früheren Entwürfen der Kapitel. Dank auch an Loes de Weerd für ihre Unterstützung bei den Sekretariatsarbeiten. Michael Schier, MSc, war ein große Hilfe bei der Vorbereitung der Abbildungen und der Videoaufnahmen dieses Buchs. Er hat auch das elektronische Untersuchungsformular auf der DVD entwickelt (in dieser deutschen Version als ContentPLUS zugänglich, siehe Innenseite des Deckblatts dieses Buchs).

Schließlich möchte ich den Kindern danken, die sich für die Aufnahmen zur Verfügung gestellt und uns erlaubt haben, ihre Untersuchungsvideos zu verwenden. Die Eltern der Kinder, deren Bildmaterial in diesem Manual enthalten ist, und die über 9-Jährigen, deren Videos wir verwendet haben, gaben uns hierzu jeweils ihr schriftliches Einverständnis.

Mijna Hadders-Algra

Uta Tacke als Kinderneurologin und Helene Auffermann und Ute Breuer als klinisch, wissenschaftlich und international erfahrene Physiotherapeutinnen haben maßgebliche Übersetzungsarbeit zur Erstellung der deutschen Version geleistet. Dieser »spirit« der Zusammenarbeit zeichnet gute Arbeit für unsere Kinder aus. Dr. jur. Elmar Heinen hat mit dem ihm eigenen semantischen Präzision wichtige Details überarbeitet. Dr. Otto und Frau Dr. Liselotte Rothenfußer sei mit dem Blick von Nachbarschaft und Familienfreundschaft aus dem »Baumhaus« gedankt. All dies wäre aber nicht möglich gewesen, wenn nicht Gabriele Stecher als ebenso geniale wie unermüdliche Organisatorin »viele und vieles« in ihrer unglaublich supportiven Art »zusammengehalten« hätte. Ich sage ganz herzlich Danke.

Florian Heinen

1 Einführung

Die Darstellung einer speziellen und ausführlichen Untersuchungsmethode für Kinder mit milden Auffälligkeiten neurologischer Funktionen muss gerechtfertigt werden. Warum sind die bislang von Neuropädiatern und Neurologen angewandten Techniken nicht ausreichend? Diese Frage lässt sich in zwei Fragen aufteilen. Warum eine Untersuchung speziell für Kinder? Und warum eine für milde Auffälligkeiten?

Bei der Beantwortung der ersten Frage muss berücksichtigt werden, dass sich das Nervensystem eines Kindes qualitativ von dem eines Erwachsenen unterscheidet. Es unterliegt raschen Veränderungen, während es beim Erwachsenen eine relativ stabile Entwicklungsphase erreicht hat. Die eindrücklichsten Veränderungen finden pränatal und in den ersten Lebensjahren, viele jedoch auch noch nach dem 2. Lebensjahr statt (▶ Abb. 1.1). Beispielsweise ist das Dendritenwachstum der corticalen Neurone erst im Alter von 5 Jahren abgeschlossen (Koenderik und Uylings 1995). Die wichtigsten cerebralen Veränderungen nach dem Vorschulalter bestehen aus einer komplexen und überschießenden synaptischen Reorganisation, die durch die Bildung und Elimination von Synapsen und die Myelinisierung zustande kommt (De Graaf-Peters und Hadders-Algra 2006). Diese Prozesse sind mit einem stetigen Hirnwachstum im Kindes- und Jugendalter verbunden. Sie sind das Ergebnis einer Volumenabnahme der grauen Substanz bei Volumenzunahme der weißen Substanz (Sowell et al. 2004; Wilke et al. 2007). Die Volumenabnahme tritt global, jedoch mit regionalen Unterschieden auf: Am deutlichsten ist sie occipital und rechts frontal, wohingegen es in der vorderen und hinteren perisylvischen Region, z. B. dem Broca- und Wernicke-Areal, zu einer Volumenzunahme (nicht Volumenabnahme) der grauen Substanz kommt. Vom Schulalter bis zur Adoleszenz finden die Veränderungen der weißen Substanz besonders präfrontal, im Bereich der inneren Kapsel, in den Basalganglien, an den Thalamusbahnen, den ventralen Sehbahnen und dem Balken statt (Barnea-Goraly et al. 2005).

Diese stetigen Veränderungen des sich entwickelnden Gehirns müssen bei der neurologischen Untersuchung berücksichtigt werden, und zwar sowohl bei der Technik als auch bei der Befundinterpretation. Die Untersucherin sollte also mit dem natürlichen Verlauf der neurologischen Entwicklung vertraut sein, da einige Befunde sich mit dem Alter lediglich verändern (z. B. Diadochokinese), während andere sich ganz verlieren (z. B. viele assoziierte Bewegungen). Zudem gibt es einige für das Kindesalter typische neurologische Befunde: Das gilt für choreatiforme Dyskinesien (sofern sie überhaupt auftreten), die beim Kind stärker ausgeprägt sind als beim Erwachsenen, und leichte Gangauffälligkeiten, die beim Kind deutlicher zu erkennen sind als später, wenn das Gangbild sich voll ausgebildet hat. Eine Untersuchungsmethode, die starr von den neurologischen Gegebenheiten des Erwachsenen ausgeht, ist daher für Kinder ungeeignet, denn damit können die spezifischen Eigen-

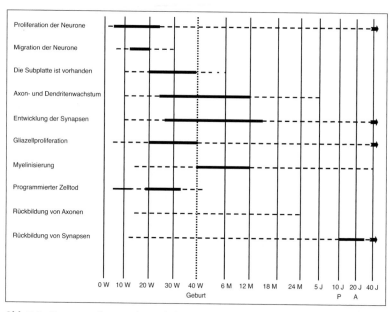

Abb. 1.1: Zusammenfassung des zeitlichen Verlaufs der neurobiologischen Prozesse im Telencephalon während der menschlichen Ontogenese. Die Subplatte ist eine wichtige transiente Struktur im Telencephalon. Die gestrichelte Linie bedeutet, dass der Prozess aktiv, die durchgezogene Linie, dass der Prozess sogar sehr aktiv ist. Man beachte, dass die Zeitachse unten auf der Abbildung willkürlich ist. A = Beginn des Erwachsenenalters; M = postnatale Monate; P = Beginn der Pubertät; W = Wochen; J = Jahre (nach de Graaf-Peters und Hadders-Algra 2006).

schaften des sich entwickelnden Nervensystems nicht beurteilt werden. Die Methode muss deshalb eine entwicklungsneurologische Untersuchung sein.

Die Beantwortung der zweiten Frage (Warum eine Untersuchung für milde Auffälligkeiten?) hat mit der Indikation zur neurologischen Untersuchung an sich zu tun. Es gibt genaugenommen drei Indikationen für die neurologische Untersuchung, die insbesondere leichtere Auffälligkeiten erfassen soll:

1. Es besteht der Verdacht auf eine neurologische Erkrankung im Anfangsstadium, ausgehend von den Symptomen des Kindes (z.B. Kopfschmerzen mit Erbrechen, Regression der geistigen und/oder motorischen Fertigkeiten) oder von Auffälligkeiten in der Familienanamnese (z.B. Tuberöse Hirnsklerose oder Muskelerkrankungen).
2. Es handelt sich um Kinder mit gesicherten neurologischen Erkrankungen, wie z.B. einigen Formen der Cerebralparesen, bei denen es wichtig ist, sämtliche Facetten der neurologischen Störung zu erkennen, um sie bei der Therapie einzubeziehen. So können z.B. bei einem Kind mit einer unila-

teralen Cerebralparese auch geringe Koordinationsstörungen der nichtbetroffenen Hand erkannt werden, die behandlungsbedürftig sind. In beiden Fällen muss die Untersuchungsmethode empfindlich genug sein, leichte neurologische Funktionsstörungen zu erkennen.

3. Die neurologische Untersuchung ist ein wertvolles Instrument zur Beurteilung von Kindern mit Lern-, Verhaltens- und Koordinationsproblemen wie Aufmerksamkeitsdefizit-Hyperaktivitätsstörung (ADHS), Autismus-Spektrum-Störungen (ASS) und umschriebenen Entwicklungsstörungen motorischer Funktionen (UEMF; Developmental Coordination Disorders, DCD, American Psychiatric Association 2000).

Mit der dritten Gruppe von Kindern beschäftigt sich dieses Buch hauptsächlich. Es soll der Untersucherin bei der Beantwortung der Frage helfen, ob eine neurologische Funktionsstörung als die neurobiologische Grundlage einer Verhaltensauffälligkeit anzusehen ist (▶ Kap. 2 und 10). Da die neurologische Dysfunktion sehr diskret sein kann, ist eine genaue und umfassende Untersuchungsmethode notwendig, die möglichst viele neurologische Mechanismen überprüft.

Es ist wichtig, sich darüber im Klaren zu sein, was durch eine neurologische Untersuchung überhaupt erkannt werden kann. Lern-, Verhaltens- oder Koordinationsprobleme sind ja nur ein Teil komplexer Verhaltensmuster, die dem Kind zur Verfügung stehen, sich selbst in seiner Umgebung oder seine Umgebung in Bezug auf sich selbst zu verändern. Zweifellos wird komplexes Verhalten durch das Nervensystem vermittelt und die neurologische Untersuchung, die natürlich begrenzt ist, kann nur den Teil des Verhaltens beurteilen, der auch Gegenstand der Untersuchung ist (z. B. [senso]motorische Funktionen, Körperhaltung und Bewegungen, Reflexe und Reaktionen). Der fehlende Nachweis milder neurologischer Symptome ist kein Beweis für die vollständige Integrität des Gehirns und das Vorliegen milder neurologischer Dysfunktionen muss nicht die Ursache des beobachteten Verhaltens sein. Manchmal, längst nicht immer, gibt es doch einen solchen Zusammenhang: z. B. ungeschickte (»clumsy«) Bewegungen bei einem Kind, das eine milde neurologische Dysfunktion der Koordination oder eine choreatiforme Dyskinesie hat. Dieser Punkt wird weiter in Kapitel 2 behandelt; hier genügt die Feststellung, dass jedes Kind mit Lern- und Verhaltensstörungen neurologisch untersucht werden sollte, weil das Gehirn an der Entstehung dieses Verhaltens beteiligt ist und mit der neurologischen Untersuchung zumindest teilweise die Integrität des Gehirns beurteilt werden kann. Die Untersuchung muss keineswegs zu einer spezifischen ätiologischen Klärung der Verhaltensstörungen führen, sie ist jedoch ein wichtiger Bestandteil des gesamten diagnostischen Prozesses.

Zweifellos sollte die neurologische Untersuchung Funktionsstörungen erkennen oder sie ausschließen, sie sollte diese jedoch auch von einer Hirnreifungsverzögerung (einer Entwicklungsretardierung) unterscheiden können. Die umfassende und dem Alter des Kindes angepasste Untersuchung zielt nämlich genau auf diese Differenzierung ab. Hier ist es wichtig, noch einmal den Unterschied zwischen einer neurologischen Untersuchung und der

Beurteilung des Entwicklungsstandes zu betonen. Letztere befasst sich hauptsächlich mit der Beurteilung von Fertigkeiten in ihrem zeitlichen Verlauf (Beurteilung dessen, *was* das Kind kann), im Gegensatz dazu beschäftigt sich die neurologische Untersuchung mit der Art und Weise, in der das Kind bestimmte Aufgaben durchführt, unter Berücksichtigung der entwicklungsbedingten Änderungen (Beurteilung dessen, *wie* das Kind Aufgaben erfüllt; siehe auch Touwen 1981).

Für die in diesem Buch beschriebene Untersuchung sollten die Kinder mindestens 4 Jahre alt sein. Manche Items (z. B. Muskeltonus, Muskeleigenreflexe, Mundöffnen-Fingerspreiz-Phänomen) können auch bei jüngeren Kindern, wenige andere (z. B. Finger-Oppositionstest) erst ab 5 Jahren untersucht werden. Eine obere Altersgrenze gibt es nicht; das bedeutet, dass die Untersuchung auch bei Jugendlichen und Erwachsenen durchführbar ist. Diese Untersuchung gehört zum Methodenrepertoire eines Arztes, der in der Neuropädiatrie, der Entwicklungsneurologie, der Entwicklungspädiatrie, der Kinder- und Jugendpsychiatrie oder der Pädiatrischen Rehabilitation arbeitet. Da sie das komplexeste System des Körpers betrifft, ist es nicht verwunderlich, dass die Methode ebenso komplex und damit schwierig und zeitaufwändig ist und spezielle Fertigkeiten und Kenntnisse erfordert. Es ist jedoch unmöglich, mit einigen kurzen neurologischen Tests zu entscheiden, ob das Gehirn typisch oder atypisch funktioniert. Der Ruf nach einem neurologischen Screeningtest ist verständlich, vernachlässigt aber die wesentlichen Gegebenheiten des Zentralen Nervensystems (ZNS). Ein Test, der nur einen einzelnen Teil des neurologischen Repertoires erfasst, beispielsweise das Gehen, kann zwar über diese spezielle Funktion Auskunft geben, nicht jedoch über die hier zugrunde liegenden neurologischen Mechanismen; aber genau diese müssen bei auffälligen Befunden erfasst werden. Darüber hinaus liefert die Untersuchung eines einzelnen Aspekts des Nervensystems, z. B. den der Koordination, nicht genügend Informationen über andere, z. B. über Muskelkraft oder Reflexe.

Selbstverständlich müssen auch das Sehen und Hören sowie die Sprache überprüft werden. Diese Untersuchungen sollten vom Spezialisten durchgeführt werden; sie werden daher in diesem Buch nicht erörtert. Auch sollten sie nicht an demselben Termin stattfinden, damit die Untersuchungen für das Kind nicht zu lange dauern, nicht zu ermüdend sind und somit unzuverlässige Ergebnisse liefern. Dieses Buch beschäftigt sich ausschließlich mit der neurologischen Routineuntersuchung und erfasst nicht die anderen Funktionen. Aus demselben Grund werden andere Untersuchungsmethoden des kindlichen Gehirns, wie die Magnetresonanztomographie (cMRT) und die Elektroencephalographie (EEG), hier nicht behandelt.

Die Beurteilung einer Milden Neurologischen Dysfunktion (MND) ist ein kriterienbasiertes Verfahren. Das bedeutet, dass für normale, also typische Befunde und auffällige, also atypische Befunde jeweils Kriterien definiert wurden. Die hier beschriebenen beruhen auf den Erfahrungen von Bert Touwen und Mijna Hadders-Algra, die sie über Jahrzehnte bei Untersuchungen von Kindern und Jugendlichen mit MND zusammengetragen haben. Die Kriterien für Items, die nicht oder nur gering entwicklungsabhängig sind, lassen sich einfach formulieren: Typisches Verhalten zeichnet sich hier durch das Fehlen von Funktionsstörungen aus, z. B. durch das Fehlen von Haltungs- oder Bewegungsstereotypien, von Muskeltonus- oder Reflexauffälligkeiten, von Dyskinesien, von sensorischen Störungen und von Hirnnervendysfunktionen. Weniger einfach ist die Definition der Kriterien für typisches Verhalten, das sich altersabhängig ändert (Beispiel:Diadochokinese oder Finger-Oppositionstest). Die Funktionen, die in diesen Tests geprüft werden, sind nicht nur abhängig von der Integrität des Gehirns, sondern auch von der jeweiligen Erfahrung. Das bedeutet, dass Befunde, die für eine Population typisch sind, für eine andere, z. b. aus einem anderen Lebensraum oder aus einer anderen Zeit, atypisch sein können. Dabei stellt sich die schwierige Frage, ob Kriterien für die typischen Befunde eines neurologischen Tests an eine bestimmte Population angepasst werden sollen. Hierzu lässt sich Folgendes sagen: Über Jahre haben wir uns an die »Groninger Normwerte« gehalten, nach denen in den 1980er Jahren etwa 10 % der Kinder eine nicht altersgerechte Diadochokinese zeigten; in letzter Zeit ist der Anteil dieser Kinder jedoch auf 50 % angestiegen. Zur gleichen Zeit ist die choreatiforme Dyskinesie von 13 % auf 8 % gesunken. Das spricht dafür, dass sich die neurologischen Bedingungen für Kinder in den nördlichen Teilen der Niederlande über die Jahre verändert haben und dass diese Veränderungen höchstwahrscheinlich multifaktoriell bedingt sind (Hadders-Algra 2007). Folgende Faktoren könnten eine Rolle spielen:

- höheres mütterliches Alter bei der Geburt, verbunden mit dem Einsatz reproduktionsmedizinischer Techniken (Middelburg et al. 2008),
- verbesserte Überlebenschancen sehr kleiner Frühgeborener (Allen 2008),
- veränderte Ernährungsgewohnheiten, z. B. zunehmender Konsum von Fertigprodukten (Bouwstra et al. 2006),
- veränderter Umgang mit Säuglingen, die beispielsweise seltener auf den Bauch als auf den Rücken gelegt werden und mehr Zeit halbsitzend in tragbaren Babysitzen verbringen (Monson et al. 2003),
- veränderte Alltagsaktivitäten im Schulalter: Kinder spielen weniger im Freien und verbringen mehr Zeit beim Fernsehen oder bei Computerspielen (Li et al. 2008).

Da wir die Ursachen der veränderten neurologischen Befunde nicht sicher kennen, haben wir uns entschieden, in jedem individuellen Test bei den oben definierten Kriterien für die typischen Befunde zu bleiben. Diese Kriterien sind für jede einzelne Untersuchung beschrieben und werden durch Videobeispiele, die über ContentPLUS zugänglich sind, ergänzt.

Die Kapitel 4–9 befassen sich mit dem jeweiligen Untersuchungsablauf. Für jedes Item wird die Durchführung beschrieben, daran schließen sich Informationen zum Einfluss des Alters auf die Ergebnisse und zur Bewertung der Items an. Abschließend erfolgt eine Interpretation der Ergebnisse. Dabei sollte klar sein, dass nicht alle im wissenschaftlichen Sinne evidenzbasiert sind. Wo es möglich ist, werden Studien zitiert, die Hinweise auf die neurologischen Grundlagen liefern. Einige der hier beschriebenen Interpretationen

2 Untersuchung auf Milde Neurologische Dysfunktion (MND)

2.1 Geschichtlicher Hintergrund: milde Hirnfunktionsstörung und Milde Neurologische Dysfunktion

In der ersten Hälfte des 20. Jahrhunderts kam Interesse an den neurologischen Grundlagen kindlicher Lern- und Verhaltensauffälligkeiten auf. Die Vorstellung, dass bestimmte Verhaltensweisen als Folge kindlicher Hirnläsionen angesehen werden könnten, ging auf eine Beobachtung in den 1920er Jahren zurück, wonach Kinder, die eine Encephalitis durchgemacht hatten, später mit Hyperaktivität, dissozialem Verhalten und emotionaler Instabilität (Kessler 1980) auffielen. Später haben Strauss und Lehtinen (1947) die Ansicht vertreten, bestimmte Verhaltensweisen, besonders hyperkinetische Störungen, seien mit Hirnläsionen assoziiert. Sie postulierten, dass Hyperaktivität, Impulsivität und Ablenkbarkeit bei Kindern mit Lernproblemen Zeichen einer Hirnschädigung seien. Ein weiterer Aspekt wurde von Pasamanick und Kollegen in die Diskussion gebracht. Sie sahen einen Zusammenhang zwischen Lern- und Verhaltensstörungen einerseits und Hirnfunktionsstörungen andererseits, die ähnlich wie die Cerebralparesen auf pränatale und perinatale Auffälligkeiten zurückgingen (Konzept der »continuum of reproductive casuality«; Pasamanick et al. 1956; Kawi und Pasamanick 1958).

Damals bot die neurologische Untersuchung die beste Möglichkeit, das kindliche Gehirn auf Unversehrtheit zu untersuchen. Natürlich zeigten die meisten Kinder mit Lern- und Verhaltensstörungen keine eindeutigen neurologischen Auffälligkeiten, sodass sich das Interesse auf die Milde Neurologische Dysfunktion (MND) und deren Bedeutung ausdehnte. Hierfür wurden verschiedene Untersuchungstechniken entwickelt, wie z.B. PANESS (Physical and Neurological Examination for Soft Signs; Close 1973; Denckla 1985) und die Untersuchung der geringen neurologischen Funktionsstörungen (Groningen Assessment; Touwen und Prechtl 1970; Touwen 1979).

In den 1960er und 1970er Jahren ging die Diskussion um die Konzepte der »minimalen Hirnläsionen« oder »minimalen Hirnfunktionsstörungen« weiter (Kalverboer et al. 1978; Rie und Rie 1980; Nichols und Chen 1981). Aber schon 1962 empfahl eine internationale Studiengruppe, das Konzept der minimalen Hirnfunktionsstörung aufzugeben, da es sich auf eine sehr heterogene Gruppe von Kindern bezog (Bax und Mac Keith 1963). Allmählich wurden Kinder, bei denen man früher eine »minimale Hirnfunktionsstörung« diagnostizierte, genauer beurteilt. Sie erhielten nun die Diagnosen Aufmerksamkeitsdefizit-Hyperaktivitätsstörung (ADHS), tiefgreifende Entwicklungsstörung (pervasive developmental disorder, not other specified: PDD-NOS), umschriebene Entwicklungsstörung motorischer Funktionen (UEMF) oder

Leseschwäche. Die spezifische diagnostische Zuordnung wurde durch das »Diagnostic and Statistical Manual of Mental Disorders« (American Psychiatric Association 2000) erleichtert.

Zeitgleich mit dem Konzept der Milden Neurologischen Dysfunktion (MND) wurde auch deren klinische Bedeutung diskutiert. Dies lässt sich an den zahlreichen Bezeichnungen für MND ablesen. Man nannte sie z. B. »equivocal signs« (Kenrad 1960), »soft signs« (Hertzig 1981), »nichtfokale neurologische Zeichen« (Hertzig 1987) und »subtle signs« (Denckla 1985).

Dabei wurden zwei Arten von Befunden unterschieden:

1) sogenannte »harte« neurologische Befunde, nur in milderer Ausprägung, wie z. B. die milde Hypertonie, Reflexasymmetrien oder eine choreatiforme Dyskinesie
2) entwicklungsneurologische Befunde wie nicht altersadäquate Leistungen bei der Diadochokinese oder dem Finger-Oppositionstest oder ausgeprägte assoziierte Bewegungen (Tupper 1987)

Diese Zweiteilung blieb umstritten und wurde als wenig hilfreich angesehen, da sie auf Befunden basiere, die häufig nur passager und mit zunehmendem Alter gar nicht mehr nachweisbar seien. Darüber hinaus wurde deren Ätiologie als höchst spekulativ angesehen (Schmitt 1975). Dennoch zeigten viele Studien, dass sich bei Kindern mit psychiatrischen Störungen, vor allem mit Hyperaktivitäts-Aufmerksamkeitsstörungen und bestimmten Lernstörungen, häufiger Hinweise auf eine MND ergaben als bei unauffällig entwickelten Kontrollkindern (z. B. Lucas et al. 1965; Stine et al. 1975; Denckla und Rudel 1978; Nichols und Chen 1981; Hadders-Algra et al. 1988 a). Andere Studien konnten einen Zusammenhang zwischen prä- und perinatalen Auffälligkeiten, vor allem Frühgeburtlichkeit oder intrauterine Wachstumsretardierung, und der Entwicklung einer MND belegen (Nichols und Chen 1981; Hadders-Algra et al. 1988 b, 1988 c; Largo et al. 1989). Diese Studien ergaben jedoch, dass auch sehr viele sonst unauffällig entwickelte Kinder Symptome einer MND zeigen (Nichols et al. Chen 1981; Hadders-Algra et al. 1988 b). So kam man zu dem Schluss, dass es zwar einen statistischen Zusammenhang zwischen MND und 1) prä- und perinatalen Risikofaktoren und/oder 2) Lern- und Verhaltensauffälligkeiten gebe, dieser jedoch klinisch irrelevant sei (z. B. Capute et al. 1981; Berninger und Colwell 1985).

Zwischenzeitlich konnten Rutter und Kollegen in mehreren Studien belegen, dass Kinder mit einer bekannten Encephalopathie wie Cerebralparese, Epilepsie oder einem Zustand nach schwerem Schädel-Hirn-Trauma häufiger Lern- und Verhaltensprobleme zeigten als normal entwickelte Gleichaltrige (Rutter et al. 1970, 1980; Brown et al. 1981; Chadwick et al. 1981). Rutter (1982) schloss daraus, dass eine milde oder subklinische Schädigung des sich entwickelnden Gehirns zu kognitiven Beeinträchtigungen und Verhaltensstörungen führen könne. Er vertrat die Auffassung, dass nach einer Hirnläsion das Risiko für Verhaltensstörungen geringer sei als das Risiko für kognitive Störungen, da bei Verhaltensstörungen den Umweltfaktoren eine größere Rolle zukomme als bei kognitiven Störungen. Abschließend konstatierte er einen unspezifischen Zusammenhang zwischen milder Hirnschädigung sowie Intelligenz- und Verhaltensstörungen, wonach eine frühe Hirnläsion nicht eine spezifische Verhaltensstörung oder eine spezifische kognitive Störung verursache. Sei die Kognition betroffen, komme es zu einer globalen kognitiven Beeinträchtigung.

2.2 Aktuelle Anwendungsmöglichkeiten der Untersuchung auf MND

Mittlerweile ist es möglich, durch neue bildgebende Verfahren, wie die funktionelle MRT, die volumetrische MRT und die diffusionsgewichtete MRT, das kindliche Gehirn genauer zu untersuchen. Diese neuen Verfahren haben zu einem besseren Verständnis der neurobiologischen Grundlagen bestimmter Entwicklungsstörungen geführt. Die Ergebnisse der Bildgebung bestärken die klinische Beobachtung, dass Entwicklungsstörungen wie ADHS und Dyslexie keine einheitlichen Entitäten sind, sondern aus ganz unterschiedlichen Störungsbildern bestehen (Pernet et al. 2009; Steinhausen 2009). Beispielsweise können Kinder mit ADHS ein primär hyperaktiv-impulsives oder ein primär unaufmerksames Verhalten oder eine Kombination aus beidem zeigen. In Bildgebungsstudien konnten ebenfalls verschiedene Subtypen der ADHS differenziert werden, z. B. eine ADHS mit Störungen im präfrontalen Cortex und den Basalganglien oder eine ADHS, die mit cerebellären Funktionsstörungen assoziiert ist (Krain und Castallanos 2006). Es bleibt jedoch ungeklärt, ob und wie die klinischen Subtypen der ADHS und die Befunde der Bildgebung zusammenhängen.

Mit der Zeit wurde immer deutlicher, dass auf Kinder mit Entwicklungsauffälligkeiten wie ADHS oft auch weitere Diagnosen zutreffen (Angold et al. 1999; De Jing et al. 2009). ADHS kann beispielsweise mit oppositionellem Trotzverhalten, Depression, Angststörungen oder DCD (Gillberg und Kadesjö 2003; Elia et al. 2008) einhergehen. Interessanterweise zeigten Batstra et al. (2006), dass das Vorliegen mehrerer psychiatrischer Auffälligkeiten eher mit pränatalen und perinatalen Auffälligkeiten assoziiert ist als das Vorliegen nur einer psychiatrischen Auffälligkeit. Dies entspricht den Ergebnissen von Sprich-Buckminster et al. (1993), wonach eine isolierte ADHS eher genetisch bedingt ist und eine ADHS mit mehreren psychiatrischen Komorbiditäten häufiger auf fetale und neonatale Risikofaktoren zurückgeführt werden kann.

Es ist nicht länger umstritten, dass das Gehirn eines Kindes mit Entwicklungsstörungen atypisch funktioniert. Allerdings sind im Einzelfall Ätiologie und Pathogenese der atypischen Funktion alles andere als klar. Für den Kliniker kann die Untersuchung der MND ein Werkzeug sein, mit dem er die neurologische Integrität des kindlichen Gehirns beurteilen kann. Die Ergebnisse können zum Verständnis der Ätiologie beitragen und so Fördermaßnahmen definieren, die für das Kind und seine Situation adäquat sind. Derzeit gehören der »Züricher Neuromotoriktest«, die »Neurological Examination of Subtle Signs« und die Untersuchung der MND (die Groninger Untersuchung) zu den am weitesten verbreiteten Methoden, eine MND zu erfassen. Die Methoden unterscheiden sich vor allem darin, inwieweit sie entwicklungsabhängige Befunde berücksichtigen.

2.2.1   Der »Züricher Neuromotoriktest«

Mit dem Züricher Neuromotoriktest (Zurich Neuromotor Assessment, ZNA; Largo et al. 2001 a, 2001 b; Schmidhauser et al. 2006; Rousson et al. 2008) werden ausschließlich altersabhängige Befunde erhoben. Der Test erfasst jeweils die Zeit, die für spezifische motorische Aufgaben, wie repetitives Bewegen der Finger, alternierende Bewegungen einschließlich Diadochokinese, Seitwärtshüpfen und Fersengang, benötigt wird. Neben der Zeit wird auch das Ausmaß der Mitbewegungen registriert. Ein großer Vorteil dieses Tests ist, dass der Hauptparameter »Zeit in Sekunden« einfach und reliabel untersucht werden kann (Rousson et al. 2008). Ein weiterer Vorteil ist, dass der Test relativ komplexe Funktionen erfasst, die durch komplexe neurale Mechanismen vermittelt werden. Hierdurch erhöht sich die Wahrscheinlichkeit, dass sich Entwicklungsstörungen in den Testergebnissen abbilden lassen (Schmidhauser et al. 2006; Freitag et al. 2007). Der Nachteil des ZNA ist, dass die Ergebnisse nur begrenzt, d. h. unspezifisch Rückschlüsse auf die zugrunde liegende Funktion des kindlichen Gehirns ermöglichen. Es muss hier betont werden, dass das ZNA sich von anderen Tests unterscheidet, die motorische Fähigkeiten des Kindes erfassen, wie z. B.: »Movement Assessment Battery for Children« (Movement-ABC; Henderson und Sugden 2007) oder »Bruininks-Oseretsky Test of Motor Proficiency« (Bruininks 1978). Mit dem zuletzt genannten Test werden komplexe, sinnvolle motorische Handlungen, wie z. B. das Legen von Münzen in eine Schachtel oder das Ausschneiden eines vorgezeichneten Elefanten, qualitativ untersucht. Im Unterschied dazu erlaubt das ZNA eine quantitative Beurteilung isolierter, komplexer motorischer Aufgaben, wie z. B. der Diadochokinese.

2.2.2   Die »Neurological Examination for Subtle Signs«

Die »Neurological Examination for Subtle Signs« (NESS; Denckla 1985) ist die überarbeitete Version der »Physical and Neurological Examination for Soft Signs«(PANESS; Close 1973). Hier werden (ähnlich wie beim ZNA) Zeit und Mitbewegungen bei motorischen Aufgaben bewertet. Weitere Items erfassen die dominante Seite bei Hand-, Fuß- und Augenbewegungen und die sensorischen Funktionen (Graphästhesie und Stereosehen), ein weiteres Item erfasst die Dyskinesie. Die NESS verbindet die quantitative Messung des ZNA mit einem qualitativen Ansatz. Reliabilitätsstudien zur PANESS haben für die einzelnen Items eine mäßige bis schlechte Test-Retest-Reliabilität ergeben, aber eine zufriedenstellende für das Gesamtergebnis (Werry und Aman 1976; Holder et al. 1982). Reliabilitätsbestimmungen für die NESS wurden von Vitiello et al. (1989) vorgenommen. Die Interrater-Reliabilität der Items mit Zeitbegrenzung und die einiger der qualitativen Items war zufriedenstellend, aber die Interrater-Reliabilität der Items, mit denen die assoziierten Bewegungen und die Flüssigkeit der Bewegungen erfasst werden, war unzureichend. Die Test-Retest-Reliabilität nach zwei Wochen war ebenso unzureichend. Zur Validität der PANESS und NESS weiß man wenig. Es gibt Berichte, wonach Kinder mit ADHS, High-Functioning-Autismus und Asperger-Autismus in der PANESS höhere Werte erzielen als gesunde Vergleichskinder (Denckla und Rudel 1978; Jansiewicz et al. 2006).

2.2.3 Die »Untersuchung auf Milde Neurologische Dysfunktion« (die Groninger Untersuchung)

Dieses Buch beschreibt die neurologische Untersuchung, wie sie in Groningen von Touwen und Prechtl (Touwen und Prechtl 1970; Touwen 1979) entwickelt wurde. Die MND umfasst klassische neurologische Items für die Beurteilung von Haltung in verschiedenen Positionen, Dyskinesien, Muskeltonus, Bewegungsradius, Reflexen, Hirnnerven- und sensorischen Funktionen, aber auch altersabhängige Items für die Beurteilung von Koordination, Feinmotorik und Mitbewegungen. Bei den entwicklungsabhängigen Items wird nicht die Zeit, sondern die Qualität der Durchführung als Ganzes erfasst. Das ist schwieriger, denn es setzt die Kenntnis alterstypischer Befunde voraus. Es zeigt sich jedoch immer deutlicher, dass die motorische Qualität ein starker und sensitiver Parameter für die Beurteilung von Hirnfunktionen ist (Touwen 1978, 1993; Prechtl 1990; Heineman und Hadders-Algra 2008). Für die Interpretation der neurologischen Untersuchungsergebnisse ist unbedingt Folgendes zu berücksichtigen:

- Einzelbefunde haben klinisch keine Bedeutung; das gilt sogar für eine (isolierte) positive Babinski-Reaktion. Neurologische Befunde sind nur dann relevant, wenn sie zusammen mit anderen Befunden aus derselben funktionellen Domäne auftreten (»Domäne der Dysfunktion«, früher auch als »Cluster der Dysfunktion« bezeichnet; Hadders-Algra et al. 1988 b; Hadders-Algra 2002).
- Isolierte Reflexauffälligkeiten (ohne weitere neurologische Befunde) sind klinisch ohne Relevanz (Nichols und Chen 1981; Peters et al. 2008).
- Die Untersuchung zeigt das neurologische Profil und damit die neurologischen Stärken und Schwächen des Kindes.
- Zwei Ausprägungen der MND werden unterschieden:
  1) die einfache MND und
  2) die komplexe MND (Hadders-Algra 2002).
  Diese Unterscheidung beruht auf altersspezifischen Kriterien und bis zur Pubertät auf der Anzahl der Domänen mit signifikanter Dysfunktion. Bei Kindern ab 4 Jahren bis zum Beginn der Pubertät spricht man von *einfacher MND*, wenn Dysfunktionen in 1–2 Domänen vorliegen, von *kom-*

plexer MND, wenn mindestens 3 Domänen betroffen sind. Ab der Pubertät orientiert sich die Einteilung daran, welche Art der Dysfunktion vorliegt. Bei einer komplexen MND sind Koordination oder Feinmotorik, bei der einfachen MND andere Arten von Dysfunktion betroffen. Die einfache MND ist häufig, sie kommt bei 15–20 % der Kinder vor. Sie kann als noch typische, dabei nicht ganz optimale Entwicklung verstanden werden. Die einfache MND ist eine Normvariante. Die komplexe Form der MND tritt bei etwa 5 % der Kinder auf. Sie ist die klinisch relevante Form der MND und regelhaft mit pränatalen und postnatalen Auffälligkeiten und Entwicklungsstörungen wie ADHS, Autismus, DCD, Dysgraphie und Dyslexie assoziiert (Hadders-Algra 2002; Peters et al. 2010; Van Hoorn et al. 2010; De Jong et al. 2011; Punt et al. 2010). In Kapitel 10 wird die Bedeutung des neurologischen Profils im Sinne der MND diskutiert.

Die Intra-Rater-, Inter-Rater- und Test-Retest-Reliabilität der einzelnen Untersuchungsitems war akzeptabel, die der verschiedenen Domänen der Dysfunktion und der Klassifikation in einfache versus komplexe MND gut (Peters et al. 2008). Da isolierte Items nicht als klinisch relevant anzusehen sind, gilt, dass tatsächlich eine MND mit diesem neurologischen Test reliabel untersucht werden kann.

Die vorliegende Methode zur Untersuchung auf MND bei Kindern und Jugendlichen (und Erwachsenen) bietet der Untersucherin ein Instrument, mit dem sie den neurologischen Befund des Kindes präzise erheben kann. Somit ist diese Untersuchung ein unverzichtbares Werkzeug zur genauen Diagnostik von Kindern mit Fragen zur Entwicklung, mit Lernproblemen, Verhaltensauffälligkeiten, DCD sowie Sprech- und Sprachschwierigkeiten. Die vorliegende Untersuchung auf MND liefert mittels der detaillierten neurologischen Befunde Schlüsselhinweise zur Ätiologie der Störungen und hilft Therapieentscheidungen richtig zu fällen.

3 Untersuchungstechnik und psychometrische Eigenschaften

3.1 Entwicklung der »Groninger Untersuchung« (MND)

Die Groninger Untersuchung für Kinder mit Milder Neurologischer Dysfunktion (MND) wurde in den 1960er und 1970er Jahren mit dem Ziel entwickelt (Touwen und Prechtl 1970; Touwen 1979), eine ausführlichere Testung neurologischer Funktionen zu erarbeiten. Die Untersuchung sollte reliabel sein, das bedeutet, sie sollte bei Wiederholung durch dieselbe oder andere Untersucherinnen zu den gleichen Ergebnissen kommen und sie sollte auf objektiven Kriterien basieren. Sie sollte so umfassend wie möglich, aber auch im klinischen Alltag anwendbar sein. Das heißt, es musste ein Kompromiss gefunden werden.

Die meisten Items befassen sich mit Motorik oder genauer mit sensomotorischen Funktionen: Haltung, Muskeltonus, unwillkürliche Bewegungen, Koordination, Feinmotorik, assoziierte Bewegungen und Hirnnervenfunktionen. Mit einigen Items wird die Sensorik beurteilt: Sehschärfe, Gehör, Raum- und Lagesinn, Kinästhesie und Graphästhesie. Diejenigen Tests, die vom Kind ein hohes Maß an Aufmerksamkeit erfordern, wie die Prüfung von leichter Berührung, Schmerz, Temperatur und die Zwei-Punkt-Diskrimination, gehören nicht dazu. Allerdings kann es in Einzelfällen sinnvoll sein, weitere, ausführlichere Untersuchungen sensorischer Funktionen zu ergänzen.

Über die Jahre wurden einige Items aus dem Protokoll gestrichen, da sie für das Erkennen von Domänen mit signifikanten Dysfunktionen nur geringe Aussagekraft hatten. Das gilt für folgende Items: Verfolgen eines Objekts mit Rumpfrotation im Sitzen, Palmomentalreflex, Mayer-und-Léri-Reflex, Kremasterreflex, Galant-Reaktion, Untersuchung der Wirbelsäule beim liegenden Kind, Untersuchung der Hüftgelenke, Aufsetzen ohne Hilfe der Hände, Funduskopie, Geräuschlokalisation (s. Touwen 1979). Darüber hinaus wird das Item »Pronation und Supination bei ausgestreckten Armen« nicht mehr im Stehen, sondern im Sitzen durchgeführt.

Wenn sich bei der Anamnese oder Untersuchung Verdachtshinweise auf einen erhöhten Hirndruck ergeben, so sollte klinisch immer eine Funduskopie durchgeführt und weitere Untersuchungen veranlasst werden.

3.2 Theoretische und technische Aspekte der Untersuchung

3.2.1 Entwicklungsneurologischer Ansatz

Das Nervensystem eines Kindes entwickelt sich mit hoher Dynamik, Veränderungen passieren schnell; deswegen muss der Untersuchungsansatz altersspezifisch sein. Die Untersucherin muss also mit der Entwicklung von Bewegungsmustern vertraut sein, sie muss kognitive Funktionen und Verhaltensformen kennen. Die Untersuchungstechnik der MND ist an die Entwicklung des Kindes und dessen reifendes Nervensystem angepasst. Das bedeutet, dass diese Untersuchung auf Konzepten und Techniken basiert, die sich grundlegend von denen unterscheiden, die sonst angewandt und starr von der Neurologie des Erwachsenen abgeleitet wurden (Swaiman 1999; Menkes et al. 2000).

3.2.2   Verhaltenszustand

Der Verhaltenszustand eines Kindes ist ein wichtiger Faktor und hat großen Einfluss auf das Untersuchungsergebnis. Die Auswirkung des Verhaltenszustandes auf den neurologischen Befund wird beim jungen Säugling besonders deutlich. Neurophysiologische Studien haben gezeigt, dass jeder Verhaltenszustand (wie ruhiger NREM-Schlaf [NREM = Non Rapid Eye Movement] oder aktiver REM-Schlaf [REM = Rapid Eye Movement], ruhiger Wachzustand, aktiver Wachzustand und Schreien) durch eine bestimmte neuronale Systemorganisation gekennzeichnet ist (Prechtl 1972, 1974, 1977; Hadders-Algra et al. 1993). Die Beobachtung, dass die neurophysiologischen Merkmale während des Schreiens denen einer Milden Neurologischen Dysfunktion (MND) ähneln, ist für die klinische Praxis von Bedeutung. Schreien geht mit einer Abnahme von Variation und Flüssigkeit der Bewegungen einher (Hadders-Algra et al. 1993; Hadders-Algra 2004).

Ein adäquater Verhaltenszustand ist somit Voraussetzung für die Beurteilung der MND. Das Kind sollte bei der Untersuchung wach sein und nicht weinen. Ferner sollte es kooperativ mitmachen und bereit sein, den jeweiligen Anweisungen zu folgen. Glücklicherweise zeigen Kinder im Allgemeinen gerne was sie können und man muss sich um ihre Motivation zum Mitmachen keine Sorgen machen. Es kann jedoch bei jüngeren Kindern oder Kindern mit Verhaltensproblemen schwierig sein, einen adäquaten Verhaltenszustand und eine gute Kooperation zu erreichen und aufrechtzuerhalten. In den seltenen Fällen, in denen eine solche Kooperation nicht gelingt, sollte die Untersuchung auf einen späteren Zeitpunkt verschoben werden. Es sei hier darauf hingewiesen, dass fehlende Kooperation oder gar Verweigerung bei der entwicklungsneurologischen Untersuchung mit einer beginnenden oder bereits bestehenden Entwicklungsstörung assoziiert sein kann (Langkamp und Brazy 1999; Wocadlo und Rieger 2000).

Kindern mit MND ist häufig mehr oder weniger bewusst, dass sie in bestimmten Bereichen Schwierigkeiten haben. Dies kann zur Ablehnung bestimmter Aufgaben führen. Als Folge verweigern sie offen eine Aufgabe oder, was noch häufiger vorkommt, sie »kaspern herum«. Am besten geht man damit um, indem man das Kind eindrücklich und freundlich bittet, die jeweilige Aufgabe zu versuchen. Die erfahrene Untersucherin kann dabei erkennen, ob das Kind seine bestmögliche Leistung erbringt (es ist jeweils die beste Leistung, die zählt). Dabei ist es wichtig, das Kind in seiner Mitarbeit, unabhängig vom Testergebnis, positiv zu bestärken, z. B. auch seine Anstrengungen positiv zu kommentieren. Positives Feedback trägt bekanntermaßen zu einer angenehmen Untersuchungsatmosphäre bei. Das gilt besonders für Kinder bis zur Pubertät, die besonders sensibel auf positives (mehr als auf negatives) Feedback reagieren (van Duijvenvoorde et al. 2008). Allerdings sollte das Feedback immer ehrlich sein. Das bedeutet, dass die Untersucherin dem Kind nicht sagen soll, die Leistung sei adäquat, wenn sie nicht den altersspezifischen Kriterien entspricht.

Die Untersuchung ist so aufgebaut, dass sie während des ganzen Tests einen optimalen Verhaltenszustand fördert. Aus diesem Grund steht die Beurteilung der Hirnnervenfunktion am Ende der Untersuchung. Da ein guter Verhaltenszustand von höchster Bedeutung für die Interpretation der Untersuchungsergebnisse ist, sollte, wenn während mancher Untersuchungsabschnitte ein nichtoptimaler Verhaltenszustand besteht, dies auf dem Beurteilungsbogen unter »Kommentare« vermerkt werden (▶ **ContentPLUS**). Auch die Beobachtung anderer genereller Faktoren, die sich auf die Ergebnisse der neurologischen Untersuchung auswirken können, wie Müdigkeit oder Unwohlsein, werden dokumentiert (in einem solchen Fall entscheidet die Untersucherin, ob die Untersuchung nicht besser ganz verschoben wird).

3.2.3   Untersuchungsbedingungen

Das Verhalten des Kindes kann durch Umgebungsfaktoren und Besonderheiten der Untersuchungssituation beeinflusst werden. Folgende Punkte sind zu berücksichtigen:

Kleidung

Im Allgemeinen möchten Kinder bei der Untersuchung nicht unbekleidet sein. Dennoch muss die Untersucherin das motorische Verhalten des Kindes optimal beurteilen können, das bedeutet: so wenig Kleidung wie möglich. Ein guter Kompromiss für die Bedürfnisse des Kindes und der Untersucherin kann darin bestehen, dass das Kind Sportkleidung mitbringt (ohne Sportschuhe). Nach dem Erstgespräch mit Eltern und Kind wird es gebeten, seine Sportsachen – z. B. in der Toilette oder im Bad – anzuziehen. Diese Art von Kleidung ermöglicht eine gute Beurteilung, Ausnahmen gelten für die Untersuchung des Rumpfes und der Bauchhautreflexe. Für diese Untersuchungen kann das Kind die Kleidungsstücke, die diese Körperteile verdecken, hochziehen (▶ **Kap. 5, Tab. 5.2**). Für eine optimale Beurteilung der Bewegungen des Kindes sollte es die Socken und die Schuhe ausziehen, das Kind sollte also während der Untersuchung barfuß sein.

Untersuchungsraum und Ausstattung

Der Raum, in dem die Untersuchung stattfindet, sollte ruhig sein und eine beruhigende Ausstrahlung haben, damit das Kind nicht abgelenkt wird, sondern entspannt untersucht werden kann. Es sollte darauf geachtet werden, dass störende (ärztliche) Utensilien weggeräumt sind, damit das Kind nicht geängstigt wird. Der Raum und die Hände der Untersucherin sollten angenehm warm sein.

Der größte Teil der Untersuchung erfolgt, während das Kind sitzt, steht oder geht. Zu Beginn und gegen Ende sitzt das Kind auf dem Tisch (▶ Kap. 4 und 8). Diese Position stellt schon eine Herausforderung dar, denn es gibt keine Abstützmöglichkeiten für die Arme, die Beine oder den Rücken. In dieser Position können leichte Dysfunktionen der Haltungskontrolle erkannt werden (Hadders-Algra und Brogren Carlberg 2008). Alternativ zum Tisch kann eine Untersuchungsliege genutzt werden, sofern sie keine Stütze für die Füße, Arme und den Rücken bietet. Ein Teil der Untersuchung erfolgt in Rückenlage und sollte eher auf einer Bodenmatte als auf der Untersuchungsliege durchgeführt werden. Die Rückenlage auf dem Boden ist eine gute Ausgangssituation, um das Gower-Phänomen zu testen (▶ Kap. 7). Zur Beurteilung der verschiedenen Arten des Gehens braucht man ausreichend Platz. Wenn der Untersuchungsraum für eine angemessene Untersuchung zu klein ist, kann vorübergehend auf den Flur ausgewichen werden.

Man braucht nur wenige Utensilien für den Test: einen (kindgerechten) Reflexhammer, eine Untersuchungslampe (besser Augenspiegel), ein Maßband zur Bestimmung des Kopfumfangs, eine Messlatte, eine Waage und (gegebenenfalls) ein Goniometer.

Eltern und Kind

Es wird häufig darüber diskutiert, ob die Anwesenheit eines Elternteils oder eines anderen Familienangehörigen während der Untersuchung ratsam ist. Da ein optimaler Verhaltenszustand essentiell für die Untersuchung der MND ist, wird hier ein pragmatisches Vorgehen empfohlen. Kleinere Kinder fühlen sich meist wohler, wenn ein Elternteil dabei ist, für ältere Kindern ist die Anwesenheit oder Abwesenheit der Eltern weniger wichtig.

Normalerweise wird vor der Untersuchung ein Gespräch mit allen, Kind und Eltern, geführt. Diese Einleitung gibt dem Kind die Möglichkeit, sich an die Untersucherin und den Untersuchungsraum zu gewöhnen.

Es ist entscheidend, die Untersuchung soweit wie möglich spielerisch zu gestalten und so dem Kind Sicherheit zu geben (z. B. bei der Prüfung der Muskelkraft). Die Durchführung und die Tests sollten verständlich und standardisiert erklärt werden, da Kinder sehr von Strukturen profitieren. Deshalb sollte bei manchen Tests auch laut gezählt werden, zum Beispiel die 20 Sekunden beim Strecken der Arme oder die Anzahl der Tritte beim Kicken oder jeder einzelne Versuch beim Finger-Nase-Test.

Idealerweise ist die Beziehung zwischen Untersucherin und Kind ähnlich wie die eines Paares beim Tanzen: Die Untersucherin führt respektvoll und passt ihre Bewegungen vorsichtig denen des Kindes an.

Ein weiterer Punkt sollte von der Untersucherin berücksichtigt werden: Sie wird wahrscheinlich immer das sitzende und auch stehende Kind längenmäßig überragen. Deshalb sollte sie sich nicht hinstellen oder über das Kind beugen, sondern sich neben oder vor das Kind setzen oder in die Hocke gehen.

Videoaufnahmen

Für die neurologische Untersuchung sind Videoaufnahmen grundsätzlich nicht erforderlich. Dennoch werden die Untersuchungen zunehmend mit einer Videokamera aufgenommen. Ein solches Vorgehen kann der zusätzlichen Dokumentation dienen und ermöglicht eine Supervision und Diskussion mit den Kollegen.

3.2.4   Untersuchungsablauf

Die Untersuchung besteht aus:

1) der Beobachtung des kindlichen Bewegungsverhaltens
2) der Testung spezieller neurologischer Funktionen

Im Allgemeinen sollte sich die Untersucherin an den Untersuchungsablauf halten, wie er in diesem Buch dargelegt ist. Das Vorgehen ist in verschiedene Abschnitte gegliedert. Zu Beginn sitzt das Kind auf dem Tisch (▶ Kap. 4), dann folgen Untersuchungen des Kindes im Stehen (▶ Kap. 5). Die Untersuchung der Fortbewegung (▶ Kap. 6) und ein kurzer Test, bei dem das Kind liegt (▶ Kap. 7), schließen sich an. Danach sitzt das Kind zur Prüfung von Sensibilität und Hirnnervenfunktionen wieder auf dem Tisch (▶ Kap. 8). Die Untersuchung endet mit der Bestimmung von Körpermaßen, Händigkeit und Körperschema (▶ Kap. 9). Die Untersucherin sollte sich innerhalb eines jeden Abschnitts eine gewisse Flexibilität erlauben und berücksichtigen, dass es hauptsächlich darum geht, das Kind durch die Untersuchung nicht zu beunruhigen und seine Kooperationsbereitschaft aufrechtzuerhalten. Die Untersuchung dauert durchschnittlich 30 bis 45 Minuten.

Das Untersuchungsdesign, das auf einen optimalen Verhaltenszustand abzielt, sieht so aus, dass Items, die zu einer spezifischen Domäne von Dysfunktion gehören, über den ganzen Test verteilt sind. Die Zuordnung eines jeden Items zu den jeweiligen funktionellen Domänen erfolgt dadurch, dass jedem Item die Abkürzung für die jeweiligen Domänen der Dysfunktion zugeordnet ist (im Buch und auf dem elektronischen Beurteilungsbogen in ContentPLUS).

Kasten 3.1: Abkürzungen für die spezifischen funktionellen Domänen

- A: assoziierte Bewegungen
- HN: Hirnnerven
- Co: Koordination und Gleichgewicht
- F: Feinmotorik
- U: unwillkürliche Bewegungen
  - U-Ath: athetotiforme Bewegungen
  - U-Ch: choreiforme/choreatiforme Bewegungen
  - U-Tr: Tremor

- HT: Haltung und Muskeltonus
- R: Reflexe
- S: sensorische Funktion

3.2.5   Dokumentation/Bewertung der Items

Diese Untersuchungsmethode wurde zum Nachweis der MND entwickelt und die Bedeutung der Ergebnisse wird vorrangig im Kontext einer MND diskutiert. Bei der Beurteilung der Items muss jedoch auch an andere, gravierende neurologische Erkrankungen gedacht werden, da milde Auffälligkeiten auch die ersten Symptome einer progredienten Erkrankung sein können. Wie schon gesagt, isoliert atypische Befunde sind selten von Bedeutung; Befunde sind dann relevant, wenn innerhalb derselben Domäne mehrere Auffälligkeiten zusammenkommen.

Die meisten Items werden nach dem Dreipunktsystem beurteilt:

1) typisch
2) leicht atypisch
3) eindeutig atypisch

Wenn bei einem Kind leicht oder eindeutig atypische Befunde auftreten, empfiehlt es sich, diese auf dem Beurteilungsbogen zu spezifizieren (bei der elektronischen Version in der Rubrik »Kommentare«, ▶ContentPLUS). Ein eindeutig atypisches Ergebnis ist ungewöhnlich bei Kindern mit MND und sollte immer Anlass zu weiteren Untersuchungen sein.

Die Entscheidung, ob eine Leistung altersadäquat ist oder nicht, kann schwierig sein. Kriterien für alterstypische Leistungen werden in Kapitel 4–8 dargestellt. Die Kriterien beschreiben die unteren Leistungsgrenzen für das jeweilige Alter. Das bedeutet, dass viele Kinder bessere Ergebnisse zeigen als in den Kriterien beschrieben. Als Entscheidungshilfe dafür, ob die Befunde altersadäquat sind, finden sich im ContentPLUS sowohl Beispiele für alterstypische Befunde als auch Beispiele für nicht alterstypische Befunde.

Am Ende der Untersuchung werden die Ergebnisse für jede einzelne Domäne berechnet. In Kapitel 10 werden Details zur Befundinterpretation und Richtlinien zur Beurteilung abweichender Funktionsdomänen besprochen.

3.3   Psychometrische Eigenschaften

3.3.1   Reliabilität

Die Reliabilität der Untersuchung auf MND oder subtile neurologische Befunde war über Jahre ein Thema, denn in den meisten Studien wurde die Interrater- oder Test-Retest-Reliabilität nur fragwürdig (mittel) bis schlecht beurteilt (Werry und Aman 1976; Shapiro et al. 1978; Holder et al. 1982; Stokman et al. 1986; Vitiello et al. 1989; Kakebeeke et al. 1993). Die unbefriedigende Reliabilität lässt sich hauptsächlich durch fehlende Untersuchungsstandards und fehlende Kriterien für altersspezifische Leistungen erklären.

Deswegen wurde die Groninger Untersuchung für Kinder mit MND aktualisiert. Sie enthält jetzt detaillierte Angaben zur standardisierten Durchführung sowie Kriterien und Beispiele für die alterstypischen Befunde.

Peters et al. (2008) evaluierten die Groninger Untersuchung für Kinder mit MND an 25 Kindern im Alter von 4–12 Jahren im Hinblick auf die drei Arten der Reliabilität: Intrarater-, Interrater- und Test-Retest-Reliabilität. Die Kinder wurden von drei Untersuchern beurteilt. Die Intra- und Interrater-Reliabilität wurde anhand von Videoaufnahmen bestimmt. Für die Test-Retest-Reliabilität fand nach einem Monat eine Nachuntersuchung statt. Die Studie ergab eine gute Reliabilität für die meisten Items und für die Dreifach-Klassifikation in Normalbefund, einfache MND und komplexe MND ($\kappa = 0{,}71$– $0{,}83$). Die Reliabilität der meisten Dysfunktions-Domänen war ebenfalls gut, die der stark entwicklungsabhängigen Domänen, wie z. B. Koordination und Feinmotorik, war aber nur mäßig. Die nur mäßige Übereinstimmung in diesen beiden Bereichen macht erneut die Notwendigkeit deutlich, dass das typische altersadäquate Verhalten besser definiert werden muss. Deshalb enthält dieses Buch Informationen zu den Kriterien für altersspezifisches Verhalten und zeigt in ContentPLUS Videobeispiele für altersentsprechende und nicht-altersentsprechende Befunde.

3.3.2 Validität

Die Validität gibt an, inwieweit ein Test das misst, was er messen soll. Man unterscheidet die Konstrukt-Validität, die konkurrierende (Übereinstimmungs-)Validität und die Vorhersage-Validität (Tieman et al. 2005).

Konstrukt-Validität

Die Konstrukt-Validität gibt an, inwieweit ein Test das beabsichtigte theoretische Konstrukt erfasst; auf die neurologische Untersuchung übertragen: inwieweit die MND tatsächlich eine milde Hirndysfunktion widerspiegelt. Die Konstrukt-Validität lässt sich am besten bestimmen, indem man Kinder mit und ohne die unterschiedlichen Formen der MND mit der funktionellen oder konventionellen MRT untersucht. Dabei sollten Methoden mit hoher Aussagekraft angewandt werden, wie die volumetrische MRT oder die Diffusionsgewichtung. Aber bisher wurden solche Studien noch nicht durchgeführt. Eine Studie untersuchte an 8-jährigen, ehemals frühgeborenen Kindern mittels Standard-MRT die Assoziation zwischen einer periventrikulären Leukomalazie (PVL) einerseits und diversen Zeichen einer MND und Verhaltensproblemen andererseits: Ein Zusammenhang zwischen PVL und MND wurde nicht nachgewiesen (Olsén et al. 1997). Der Großteil der Informationen zur Konstrukt-Validität beruht auf Studien, die den Zusammenhang zwischen MND und dem neurologischen Zustand im Neugeborenenalter oder den Befunden der cerebralen MRT oder Sonographie beim Neonaten beleuchten. Diese Studien zeigen, dass periventrikuläre Hämorrhaghien mit einem Schweregrad III und IV sowie Schädigungen der weißen Substanz und der Basalganglien mit einer MND, besonders einer komplexen MND im Alter von 5–6 Jahren, assoziiert sind (Barnett et al. 2002; Arnaud et al. 2007). Die Studien des Groninger Perinatal-Projekts konnten eine Assoziation zwischen dem neurologischen Befund im Neugeborenenalter und komplexer (nicht einfacher) MND nachweisen (Hadders-Algra et al. 1988 b; Soorani-Lunsing 1993; Hadders-Algra 2002). Eine andere Studie hat gezeigt, dass die Qualität der »general movements« im korrigierten Alter von 3 Monaten, die als Indikator für die Qualität der Hirnfunktion gilt, mit dem Vorliegen und dem Schweregrad einer MND im Alter von 9–12 Jahren assoziiert ist (Groen et al. 2005). Eine indirekte Unterstützung der Konstrukt-Validität beider Formen der MND kann von Studien zur Assoziation prä-, peri- und neonataler Risikofaktoren abgeleitet werden. Diese Studien konnten zeigen, dass die einfache MND mit Frühgeburtlichkeit ohne gravierende neonatale Komplikationen, mit schwerwiegender intrauteriner Wachstumsretardierung, jedoch ohne Zeichen einer ernsten fetalen Gefährdung, und einem APGAR-Score unter 7 nach 3 Minuten assoziiert ist (Ley et al. 1996; Hadders-Algra 2002; Fallang et al. 2005; Arnaud et al. 2007). Diese Bedingungen wurden als Stresssituationen interpretiert, die beim unreifen Gehirn zu einer nicht optimalen biologischen Entwicklungsbasis führen, die sich dann später in der einfachen MND widerspiegelt (Hadders-Algra 2003; Schlotz und Phillips 2009). Allerdings bleibt zu bedenken, dass bei den meisten Kindern mit einfacher MND keine pränatalen, perinatalen oder neonatalen Komplikationen bekannt sind. Wahrscheinlich geht die einfache MND am ehesten auf genetische Faktoren zurück (Hadders-Algra 2002, 2003). Die Studien zur Perinatalentwicklung konnten auch einen Zusammenhang zwischen Schwere und Anzahl der prä-, peri- und neonatalen Komplikationen und der Entwicklung einer komplexen MND zeigen (Ley et al. 1996; Hadders-Algra 2002; Fallang et al. 2005; Arnaud et al. 2007). Die Parallelen zwischen komplexer MND und Cerebralparesen im Hinblick auf das Vorliegen prä- und perinataler Komplikationen könnte aus ätiologischer Sicht die komplexe MND als eine Borderlineform (minor form) der Cerebralparese diskutieren lassen (Stanley et al. 2000; Hadders-Algra 2002, 2003). Interessanterweise finden sich bei etwa 15 % der Kinder mit Cerebralparese keine Auffälligkeiten in der cMRT (Krägeloh-Mann und Horber 2007).

Konkurrierende Validität

Die konkurrierende Validität gibt an, inwieweit die Ergebnisse eines Tests mit denen eines anderen, der dasselbe Konstrukt erfasst und idealerweise als Goldstandard gilt, übereinstimmen. Wenn es keinen Goldstandard gibt, wird die Übereinstimmung mit anderen etablierten Messinstrumenten beurteilt. Für die MND gibt es keinen Goldstandard. Die Assoziation zwischen MND und Lern- und Verhaltensstörungen könnte als Indikator für die konkurrierende (und Konstrukt-)Validität interpretiert werden. Die Studien des Groninger Perinatal-Projekts (Hadders-Algra et al. 1988 a; Soorani-Lunsing et al. 1994; Hadders-Algra 2002; Bastra et al. 2003) haben in diesem Zusammenhang Folgendes gezeigt:

- Bestimmte Lernstörungen, einschließlich Rechen-, Lese- und Rechtschreibschwäche, sind mit dem Vorliegen und der Schwere einer MND assoziiert. Bei der komplexen MND spielen eine Dysfunktion der Feinmotorik, Koordinationsprobleme, Auffälligkeiten in Haltung und Muskeltonusregulation und ganz besonders die choreatiforme Dyskinesie eine Rolle.
- Die Beziehung zwischen Verhalten und MND hängt von der Art des Verhaltens ab. Aufmerksamkeitsprobleme haben einen deutlichen Bezug zu Vorliegen und Schwere der MND. Die hierbei wichtigen Domänen umfassen Störungen der Feinmotorik, choreatiforme Dyskinesien und in geringerem Ausmaß auch Koordinationsprobleme. Externalisiertes und internalisiertes Verhalten zeigt nur eine geringe Assoziation mit dem neurologischen Befund. Externalisiertes Verhalten ist mit Koordinationsproblemen und choreatiformer Dyskinesie, internalisiertes Verhalten eher mit Störungen der Feinmotorik assoziiert.

Andere Studien haben ergeben, dass die umschriebene Entwicklungsstörung motorischer Koordination (Developmental Coordination Disorders, DCD), die sich anhand schlechten Abschneidens im Movement-ABC oder anhand graphomotorischer Schwäche zeigt, mit Nachweis und Schwere einer MND assoziiert ist. Dabei gehören, wenig überraschend, feinmotorische Schwächen und Koordinationsprobleme zu den häufigsten motorischen Auffälligkeiten (Jongmans et al. 1993; Van Hoorn et al. 2010; Peters et al. 2010). Eine Studie von De Jong et al. (2011) zu Kindern mit Autismus-Spektrum-Störungen (ASS) hat gezeigt, dass die meisten Kinder mit ASS auch eine komplexe MND haben. Studien zur Assoziation von MND mit Lern- und Verhaltensproblemen belegen dabei, dass es zwischen Neurologie und Verhalten nie eine Eins-zu-eins-Beziehung gibt. Das Vorliegen und die Schwere der MND können eher als Gradmesser für die Vulnerabilität des Nervensystems, Lern- und Verhaltensprobleme zu entwicklen, interpretiert werden.

Vorhersage-Validität

Die Vorhersage-Validität gibt an, in welchem Maß die Ergebnisse eines Testinstruments zukünftige Ergebnisse eines anderen Instruments vorhersagen können. In der Entwicklungsneurologie geht man davon aus, dass es *a priori* keine vollständige Übereinstimmung zwischen den Befunden im früheren und späteren Alter geben kann, da im Lauf der Hirnentwicklung Dysfunktionen sich zurückbilden oder neu entstehen können (Hadders-Algra 2004). Eine MND kann auch intermittierend auftreten, sich wieder verlieren und wieder auftreten. Bei aller Komplexität und Variabilität zeigen die Daten aus dem Groninger Perinatal-Projekt aber auch, dass Kinder, die kontinuierlich eine komplexe MND im frühen Schulalter zeigen, ein deutlich höheres Risiko für eine komplexe MND im Jugendalter haben als Kinder, die nie oder nur einmal eine komplexe MND hatten (Hadders-Algra 2002). Die Interpretation der Untersuchungsergebnisse wird in Kapitel 10 weiter beleuchtet.

4 Die Untersuchung des Kindes im Sitzen: Teil 1

4.1 Sitzfähigkeit

Es wird dokumentiert, ob das Kind frei oder nur mit Unterstützung sitzen kann. Sollte freies Sitzen nicht möglich sein, besteht der Verdacht auf eine schwere neurologische Funktionsstörung oder eine andere Pathologie. Bei einer MND ist freies Sitzen möglich.

4.2 Haltung beim Sitzen (HT)[1]

4.2.1 Durchführung (▶ Abb. 4.1)

Das Kind wird aufgefordert, sich auf den Tisch zu setzen, ohne sich mit Armen oder Ellenbogen abzustützen, die Füße sollten nicht den Boden berühren. Die Untersucherin unterhält sich mit dem Kind und beobachtet dabei dessen Haltung von Kopf, Rumpf und Extremitäten.

4.2.2 Alter

Sitzen kann schon beim jungen Kind beurteilt werden.

4.2.3 Dokumentation

Die Position des Kopfes, des Rumpfes, der Arme und der Beine wird einzeln folgendermaßen bewertet:
0 = typisch[2]
1 = leicht atypisch
2 = eindeutig atypisch
Jede konstante Abweichung von einer symmetrischen, aufrechten Körperhaltung wird notiert. Besonders sollte auf Scapulae alatae, zusammengesunkene, hypotone Rumpfhaltung sowie Haltungsasymmetrien von Kopf, Rumpf und Extremitäten geachtet werden.

---

1 Siehe Kasten 3.1 mit den Abkürzungen für die spezifischen Funktionsdomänen.
2 Um jede Wertung zu vermeiden, wird im Folgenden für den Normalbefund stets die Bezeichnung »typisch« und für den auffälligen/abnormen Befund die Bezeichnung »atypisch« verwendet.

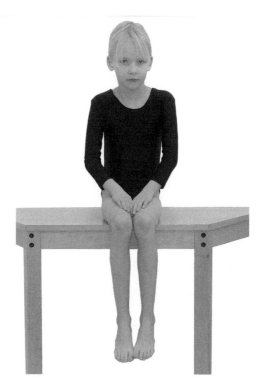

Abb. 4.1: Ausgangsposition für den Test: Das Kind sitzt auf einem Tisch, dabei wird die Sitzhaltung des Kindes beurteilt.

4.2.4   Interpretation

Leicht hypotone Kinder sitzen zusammengesunken und/oder »eher auf dem unteren Teil des Rückens« als auf dem Gesäß. Diese Haltung verstärkt sich noch, wenn das Kind aufgefordert wird, die Knie zu strecken, den Rumpf aufzurichten und sich mit den Armen abzustützen. Bei einer Hypertonie der ischiocuralen Muskeln adduziert das Kind dabei die Beine; dies kann verdächtig für eine leichte spastische Bewegungsstörung sein (bilaterale spastische CP).

Eine konstante Haltungsasymmetrie weist immer auf eine Pathologie hin und muss durch weitere Untersuchungen bestätigt oder widerlegt werden.

Auffälligkeiten durch erkennbare Veränderungen an Skelettsystem oder Muskulatur werden hier nicht erwähnt. Leichte Haltungsauffälligkeiten können durch eine ein- oder beidseitige Muskelschwäche bedingt sein. Eine Skoliose kann sich durch eine Seitwärtshaltung des Rumpfes andeuten und muss im Stehen oder Liegen (Beugung des Rückens) weiter überprüft werden.

Eine asymmetrische Haltung der frei herabhängenden Beine, am besten erkennbar an der Fußhaltung, kann durch eine unilaterale Cerebralparese bedingt sein oder als Frühsymptom auf eine solche hinweisen. Andererseits dürfen statische Ursachen (der Hüftgelenke, der Sprunggelenke, des Fußes) nicht außer Acht gelassen werden. Geringfügige Haltungsasymmetrien der Schultern sind häufig und haben als isolierter Befund geringe bis keine klinische Relevanz.

4.3 Haltung mit ausgestreckten Armen (HT)

4.3.1 Durchführung (▶ Abb. 4.2)

Das Kind wird aufgefordert, bei geschlossenen Augen die Arme für 20 Sekunden mit den Handflächen nach unten (Pronation) auszustrecken. Die Untersucherin zählt die Sekunden laut mit. Der Test wird als nächstes mit nach oben gedrehten Handflächen (Supination) – wieder für 20 Sekunden und mit geschlossenen Augen – wiederholt. Bei beiden Tests sollten die Hände im Abstand voneinander gehalten werden. Kinder, die bei diesem Test Schwierigkeiten haben, neigen dazu, die Arme anfangs in Flexion und Pronation zu halten.

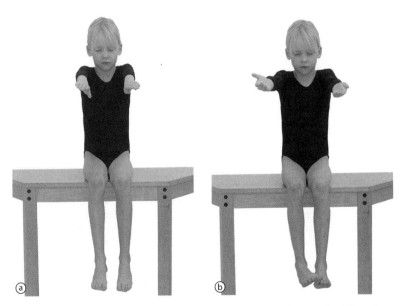

Abb. 4.2: Haltung mit ausgestreckten Armen: typische Haltung der Arme in **a)** Pronation und **b)** Supination.

4.3.2 Alter

Dieser Test eignet sich für Kinder ab 4 Jahren. Bei der typischen Durchführung bleiben die Arme stabil in Extension.

4.3.3 Dokumentation

a) Die Streckung der Arme in Pronation wird folgendermaßen bewertet:
0 = typische Durchführung
1 = geringe unilaterale Abweichung
2 = geringe bilaterale Abweichung
3 = deutliche unilaterale Abweichung
4 = deutliche bilaterale Abweichung
b) Die Streckung der Arme in Supination wird folgendermaßen bewertet:
0 = typische Durchführung
1 = geringe unilaterale Pronation/Flexion/Abweichung
2 = geringe bilaterale Pronation/Flexion/Abweichung
3 = deutliche unilaterale Pronation/Flexion/Abweichung
4 = deutliche bilaterale Pronation/Flexion/Abweichung
Seitliche und vertikale Abweichungen von der Mittellinie werden registriert. Bei der Haltung in Supination werden außerdem das Ausmaß der Pronation und die Beugung im Ellenbogen sowie Asymmetrien und vermehrte Anstrengung beurteilt. Nicht berücksichtigt wird eine geringfügige »Löffelhaltung« oder eine deutlichere Dorsalflexion der Metacarpophalangealgelenke.

4.3.4 Interpretation

Bei Kindern unter 6 Jahren ist eine leichte horizontale Abweichung (1–2 cm) relativ häufig. Die Abweichung erfolgt bei pronierten Armen meist nach oben und bei supinierten Armen nach unten. Kinder dieser Altersgruppe weichen auch von der Mittellinie ab. Erst bei Kindern ab 6 Jahren sind diese Abweichungen atypisch. Meist sind sie auf eine Hypotonie zurückzuführen, die zu einer Überkorrektur der Armhaltung führt: Die Arme weichen nach unten ab (bei der Pronation) oder die Hände berühren sich in der Mitte (bei der Supination). Vor allem während der Supination sind Abweichungen erkennbar. Es handelt sich dabei (auch) um propriozeptive Effekte, denn die Augen sind ja bei diesem Test geschlossen. Geringfügige Auffälligkeiten bei der Regulation des Muskeltonus (Hypotonie) können sich in Form vermehrter Anstrengung zeigen.

Asymmetrien können durch unilaterale Funktionsdefizite (unilaterale Cerebralparesen), einseitige Koordinationsstörungen oder lokale Erkrankungen (posttraumatischer Residualzustand, Muskel- oder Gelenkerkrankung etc.) bedingt sein.

4.4 Unwillkürliche Bewegungen im Sitzen mit ausgestreckten Armen (U)

4.4.1 Durchführung

Beobachtung unwillkürlicher Bewegungen im Sitzen mit ausgestreckten Armen.

4.4.2 Alter

Dieser Test ist für Kinder ab 4 Jahren geeignet. Kinder unter 6 Jahren zeigen manchmal athetotiforme Bewegungen (1–2 Punkte). Die unauffällige/typische Durchführung bei Kindern von mindestens 6 Jahren erfolgt ohne unwillkürliche Bewegungen.

4.4.3 Dokumentation

Athetotiforme Bewegungen (U-Ath)

Es handelt sich um kleine, langsame, sich eher windende Bewegungen, die unregelmäßig und arrhythmisch in verschiedenen Muskeln auftreten. Sie können alle Muskeln des Körpers betreffen. Am besten sind sie an Finger- und Zungenmuskulatur zu erkennen. Sie werden folgendermaßen bewertet:

0 = – keine sichtbaren athetotiformen Bewegungen während der Armstreckung über 20 Sekunden

1 = + 2–5 langsame, drehende Bewegungen während der Armstreckung über 20 Sekunden

2 = ++ 6–10 langsame, drehende Bewegungen während der Armstreckung über 20 Sekunden

3 = +++ kontinuierliche, drehende Bewegungen während der Armstreckung über 20 Sekunden

Choreatiforme Bewegungen (U-Ch)

Damit werden kleine, ruckartige Bewegungen beschrieben, die unregelmäßig und arrhythmisch in verschiedenen Muskeln auftreten. Sie können alle Muskeln des Körpers betreffen und lassen sich, wenn sie klinisch nicht eindeutig erkennbar sind, elektromyographisch am entspannten Muskel nachweisen. Die Untersucherin sollte an folgenden Stellen besonders auf choreatiforme Bewegungen achten: an den Fingern und den Handgelenken (distale choreatiforme Bewegungen) sowie an den Armen und Schultern (proximale choreatiforme Bewegungen; Prechtl und Stemmer 1962).

Sie werden folgendermaßen bewertet:

0 = – keine sichtbaren choreatiformen Bewegungen während der Armstreckung über 20 Sekunden

1 = + 2–5 einzelne Zuckungen während der Armstreckung über 20 Sekunden

2 = ++ 6–10 einzelne Zuckungen, gewöhnlich in Clustern während der Armstreckung über 20 Sekunden

3 = +++ kontinuierliche Zuckungen während der Armstreckung über 20 Sekunden

Tremor (U-Tr)

Er besteht aus unwillkürlichen, rhythmischen, oszillatorischen Bewegungen. Es werden Ruhetremor und Aktionstremor unterschieden. Mit diesem Test wird der Ruhetremor erfasst. Dabei werden besonders Frequenz und Regelmäßigkeit des Tremors dokumentiert. Es wird folgendermaßen bewertet:

0 = – kein Tremor nachweisbar

1 = + kaum erkennbarer Tremor

2 = ++ ausgeprägter Tremor der Finger

3 = +++ ausgeprägter Tremor der Finger und der Arme

4.4.4   Interpretation

Siehe Untersuchung auf unwillkürliche Bewegungen (► Kap. 5.5).

4.5   Mundöffnen-Fingerspreiz-Phänomen (A)

4.5.1   Durchführung (► Abb. 4.3)

Die Untersucherin ergreift das Handgelenk des Kindes mit Daumen und Zeigefinger. Sie streckt passiv die Arme des Kindes und achtet darauf, dass Hand- und Fingergelenke entspannt sind, sodass die Hände locker herunterhängen. Die Untersucherin fordert das Kind dann auf, den Mund weit zu öffnen (Phase 1), dann die Augen fest zu schließen (Phase 2) und zuletzt die Zunge möglichst weit herauszustrecken (Phase 3). Die Phasen 2 und 3 verstärken die Phase 1.

Dieser Test sollte dem Kind vorher nicht erklärt werden, da es zu Missverständnissen und Verunsicherung kommen kann.

4.5.2   Alter

Dieser Test eignet sich für alle Kinder ab 3 Jahren. Das Ausmaß der assoziierten Bewegungen variiert interindividuell erheblich. Die assoziierten Bewegungen lassen mit zunehmendem Alter nach. Die folgende Bewertung orientiert sich am Alter:

- 9 Jahre oder älter > 14 Punkte
- 11 Jahre oder älter > 12 Punkte und
- 13 Jahre oder älter > 8 Punkte

4.5.3 Dokumentation

Beobachtbar sind Spreizen und Strecken von Fingern und Daumen, manchmal auch mit Extension der Handgelenke oder der Beine (vor allem während den Phasen 2 und 3).

Es wird zweierlei beurteilt: 1) die eigentliche Reaktion und 2) inwieweit die Reaktion altersadäquat ist.

Eigentliche Reaktion

Die eigentliche Reaktion wird folgendermaßen bewertet:
0 = keine Bewegungen der entspannten Finger, Handgelenke oder Beine
1 = kaum erkennbares Spreizen und/oder Strecken der Finger

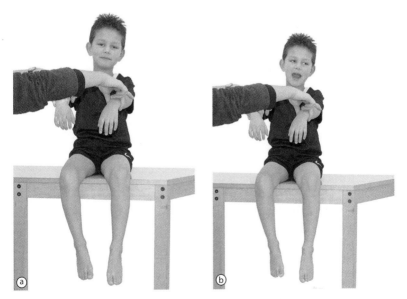

Abb. 4.3: Mundöffnen-Fingerspreiz-Phänomen bei einem 7-jährigen Jungen:
a) Ausgangsposition: Die Untersucherin hält die Handgelenke des Kindes; die Hände des Kindes hängen locker herab.
b) Phase 1: Mundöffnen; das Kind zeigt keinerlei assoziierte Bewegungen mit den Händen.

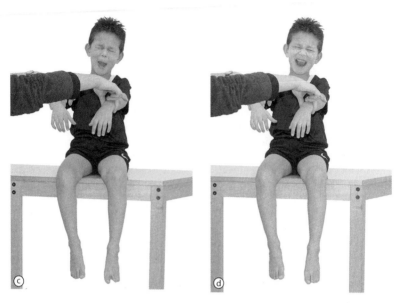

Abb. 4.3: Mundöffnen-Fingerspreiz-Phänomen bei einem 7-jährigen Jungen:
c) Phase 2: Augenschluss; das Kind zeigt minimale assoziierte Bewegungen mit
der rechten Hand, erkennbar an Extensions- und Abduktionsbewegungen des
Daumens. **d)** Phase 3: Herausstrecken der Zunge; das Kind zeigt keine weiteren
assoziierten Bewegungen der Hände.

2 = deutliches Spreizen und/oder Strecken der Finger mit geringer Stre-
    ckung der Handgelenke und/oder der Beine
3 = maximales Spreizen und deutliche Streckung der Finger, oft begleitet
    von einer Streckung der Handgelenke und/oder Streckung der Beine
Für jede Phase des Tests wird ein Punktwert vergeben. Das Endergebnis besteht aus der Summe der Einzelpunkte (somit maximal 9 Punkte für jede
Hand). Jede Hand wird einzeln bewertet.

Abschließende Dokumentation

Es wird folgendermaßen bewertet:
    0 = keine assoziierten Bewegungen am übrigen Körper
    1 = altersadäquates Ausmaß an assoziierten Bewegungen
    2 = für das Alter zu viele assoziierte Bewegungen

4.5.4   Interpretation

Das Mundöffnen-Fingerspreiz-Phänomen ist ein Indikator für das Ausmaß
der assoziierten Bewegungen. Als isoliertes Phänomen hat dieser Test keine
klinische Relevanz.

4.6 Kicken (Co)

4.6.1 Durchführung (▶ Abb 4.4)

Die Untersucherin hält ihre Hand auf halber Höhe zwischen Knie und Sprunggelenk des Kindes in so einem Abstand, dass das Kind sie leicht mit dem Fuß erreichen und berühren kann. Das Kind wird aufgefordert, gegen die Handfläche der Untersucherin zu »treten«. Dabei wird die Hand für jede Seite in drei Positionen gebracht. Zunächst hält die Untersucherin ihre Hand direkt vor den Fuß des Kindes, dann in einem 45°-Winkel nach links, dann in einem 45°-Winkel nach rechts. Das Kind wird aufgefordert, jeweils dreimal gegen die Handfläche zu »treten«.

Die Untersucherin achtet darauf, dass das Kind dabei die Sitzposition nicht ändert. Durch lautes Mitzählen der einzelnen »Tritte« lässt sich die Aufgabe für das Kind strukturieren.

4.6.2 Alter

Dieser Test kann bei Kindern ab 4 Jahren durchgeführt werden. Unauffällig entwickelte Kinder treffen jeweils dreimal die Hand der Untersucherin (neun Tritte pro Fuß). Kinder unter 6 Jahren sind bei diesem Test langsamer als ältere. Die jüngsten neigen zu ständigen Wiederholungen.

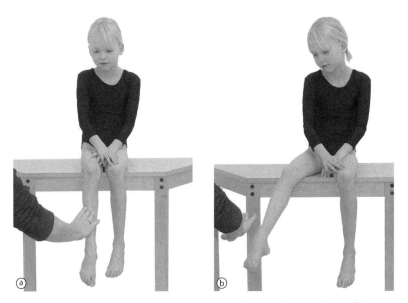

Abb. 4.4: Handpositionen der Untersucherin beim Kicktest: **a)** direkt vor dem Fuß des Kindes, **b)** 45° nach außen,

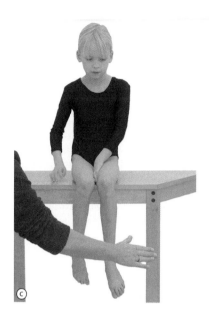

Abb.4.4: Handpositionen der Untersucherin beim Kicktest:
c) 45° nach innen gehalten.

4.6.3   Dokumentation

Es wird folgendermaßen bewertet:
    0 = typische Durchführung
    1 = leicht atypisch
    2 = eindeutig atypisch
Bei einem leicht atypischen Befund verfehlt das Kind manchmal die Hand der Untersucherin. Bei einem eindeutig atypischen Befund hat das Kind erhebliche Schwierigkeiten, die Hand der Untersucherin zu treffen. Jede Asymmetrie wird notiert.

4.6.4   Interpretation

Das Kicken (»Treten«) misst (wie der Knie-Hacken-Versuch) die Koordination der Beine. Der Kicktest ist jedoch deutlich einfacher.

4.7   Reaktion auf einen leichten Stoß gegen die Schulter im Sitzen (Co)

4.7.1   Durchführung (▶ Abb.4.5)

Das Kind sitzt aufrecht, der Kopf ist nach vorn gerichtet, die Hände liegen auf den Knien. Die Untersucherin gibt dem Kind einen leichten seitlichen Stoß gegen die Schulter. Die Oberschenkel sollen in neutraler Position (nicht abduziert) sein. Es wird dokumentiert, ob das Kind aufrecht sitzen bleiben kann. Die Intensität des Stoßes wird dem Alter des Kindes angepasst. Die Untersucherin muss selbstverständlich verhindern, dass das Kind dabei umkippen kann. Um dem Kind Sicherheit zu geben, sollte die Untersucherin ihre Hände neben dem Kind halten; so kann sie bei Bedarf das seitliche Umkippen des Kindes auffangen.

4.7.2   Alter

Dieser Test eignet sich bei spielerischem Vorgehen für alle Kinder ab 4 Jahren. Das Kind wird versuchen, die Balance zu halten. Kinder bis zum 6. Lebensjahr dürfen noch die Hände von den Knien abheben. Ältere Kinder können normalerweise die Balance halten, ohne Arme oder Hände zu bewegen.

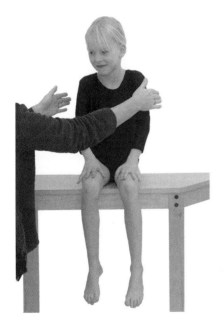

Abb. 4.5: Reaktion auf einen leichten Stoß gegen die Schulter im Sitzen. Man beachte die schützende Haltung des kontralateralen Arms der Untersucherin.

4.7.3   Dokumentation

Die Fähigkeit, Balance zu halten, wird folgendermaßen bewertet:
    0 = typisch
    1 = leicht atypisch
    2 = eindeutig atypisch

Als leicht atypisch werden nicht mehr altersgemäße stabilisierende Armbewegungen beurteilt. Eindeutig atypisch bedeutet, dass das Kind seitwärts kippt und aufgefangen werden muss. Jede Asymmetrie wird notiert.

4.7.4   Interpretation

Dysfunktionen reflektieren Schwierigkeiten mit der Rumpfkoordination und/ oder der Gleichgewichtskontrolle.

4.8   Untersuchung der Motorik

Die Untersuchung ist in drei Teile gegliedert: aktive Kraft, Widerstand gegen passive Bewegungen und Bewegungsradius. Nacken, Rumpf und Hüftgelenke werden nur dann detailliert untersucht, wenn die übrige Untersuchung Auffälligkeiten gezeigt hat.

4.8.1   Alter

Die Untersuchung der Motorik eignet sich für alle Kinder ab 4 Jahren.

4.8.2   Willkürliche Entspannungsfähigkeit

Das Kind sollte während der Untersuchung der Motorik entspannt sein. Einige Kinder haben damit Schwierigkeiten; dadurch können die Untersuchungsergebnisse beeinflusst werden. Die Fähigkeit, sich willkürlich zu entspannen, wird folgendermaßen bewertet:

    0 = hat keine Schwierigkeiten sich zu entspannen
    1 = hat Schwierigkeiten sich zu entspannen
    2 = kann sich nicht entspannen

4.8.3   Muskelkraft

Durchführung (▶ Abb. 4.6)

Das Kind wird aufgefordert, die Finger der Untersucherin mit beiden Händen so fest wie möglich zu greifen. Die Untersucherin muss gegen die willkürliche Flexion und Extension des Ellenbogens Widerstand leisten. Abduktion und Adduktion des Arms gegen Widerstand erlauben eine Einschätzung der Kraft von Arm- und Schultergürtelmuskulatur. Bei Verdacht auf eine Muskelkrankheit müssen Pronation und Supination untersucht werden, da sich eine Parese im Frühstadium an den hier beteiligten Muskeln zeigen kann (z. B. Muskel-

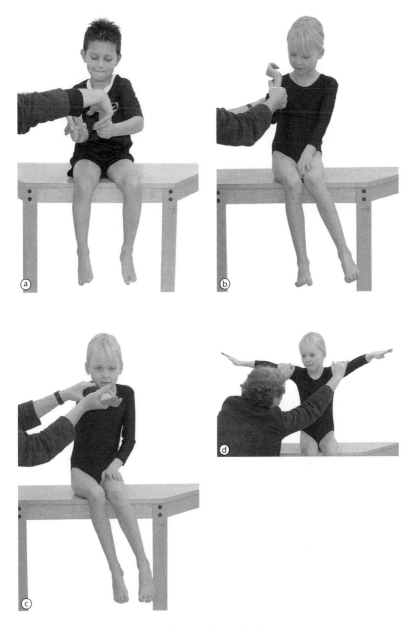

Abb. 4.6: Beispiele für die Untersuchung der Muskelkraft:
a) festes Drücken mit den Händen, **b)** Ellenbogenflexion,
c) Ellenbogenextension, **d)** Schulterabduktion,

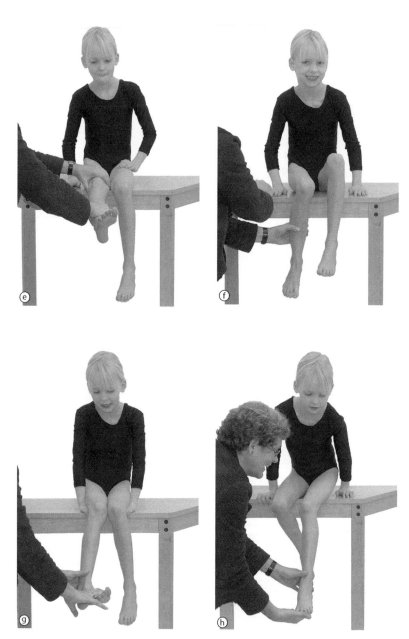

Abb. 4.6: Beispiele für die Untersuchung der Muskelkraft:
e) Knieextension, **f)** Knieflexion, **g)** Dorsalflexion des Fußes und
h) Plantarflexion des Fußes.

dystrophie). Die Untersucherin hält dabei die Hand des Kindes wie beim Händeschütteln und fordert es auf, den Arm gegen Widerstand zu pronieren und zu supinieren. Die Pronation ist normalerweise kräftiger als die Supination. Bei Verdacht auf eine Muskelerkrankung sollte am Ende der Untersuchung, wenn das Kind auf dem Rücken liegt, die Kraft der Hüft- und Oberschenkelmuskulatur getestet werden (in Flexion, Extension, Abduktion und Adduktion). Die Untersuchung von Flexion und Extension der Kniegelenke sowie die Kraft in den Sprunggelenken und der Fußbewegungen kann beim sitzenden Kind erfolgen.

Die Untersucherin sollte eine echte Parese sorgsam von der Schwierigkeit unterscheiden, die Aufforderung zu verstehen und umzusetzen, z. B. bei motorischen Koordinationsproblemen. Dafür muss sie geduldig bleiben und die Aufgabe spielerisch wiederholen. Ein Kind mit einer motorischen Koordinationsstörung wird sich bei den Wiederholungen eher verbessern, nicht jedoch ein Kind mit einer Muskelparese.

Normalerweise möchten Kinder ihre Muskelstärke »stolz« zeigen und sie strengen sich dabei sehr an. Das zeigt sich oft anhand assoziierter Bewegungen anderer Körperteile, z. B. des Gesichts.

Dokumentation

Die Muskelkraft an Kopf, Rumpf, Armen und Beinen wird einzeln untersucht und folgendermaßen bewertet:
1 = typisch, normal
2 = leicht atypisch
3 = eindeutig atypisch
Jede Asymmetrie wird notiert.

Wir halten die bekannte Medical Research Council Scale (Medical Research Council 1978) nur bedingt geeignet für Kinder mit einer MND, denn diese Kinder haben selten eine so ausgeprägte Muskelschwäche, dass sie keine Bewegungen gegen die Schwerkraft ausführen können. Leicht atypisch bedeutet, dass aktive Bewegungen möglich sind, das Kind aber nur leichte Widerstände überwinden kann (MRC 3–4). Eindeutig atypisch heißt, dass keine aktiven Bewegungen ausgeführt werden können (MRC 0–3).

Interpretation

Eine Minderung der aktiven Kraft kann Zeichen einer neuromuskulären Erkrankung, einer Parese, einer allgemeinen Schwäche, einer Infektionskrankheit, einer Stoffwechselstörung oder einer Fehlernährung sein. Kasten 4.1 gibt einen Überblick über die Hauptursachen einer neuromuskulären Schwäche im Kindesalter. Eine detaillierte Diskussion ist im Rahmen dieses Buchs nicht möglich. Eine leichte Minderung der Muskelkraft kann das erste Zeichen einer progressiven Erkrankung sein; eine einseitige Symptomatik sollte besonders beachtet werden. Die Untersucherin sollte klären, ob die Muskelschwäche zentral oder peripher bedingt ist. Man muss dabei im Gedächtnis behalten, dass eine zentrale Parese besonders bei jungen Kindern nicht zwangsläufig und immer mit einem erhöhten Widerstand gegen passive Bewegungen einhergeht. Normalerweise kann man durch die Prüfung von Muskeleigenreflexen und Fremdreflexen (z. B. Plantar-/Babinski-Reaktion) eine zentrale von einer peripheren Schwäche unterscheiden.

Kasten 4.1: Häufige Ursachen einer nichtakuten neuromuskulären Schwäche im Kindesalter (nach Malik und Painter 2004)

- ZNS-Erkrankungen, z. B.
  - Cerebralparesen
  - metabolische Erkrankungen wie Leukodystrophien oder Mucopolysaccharidosen
  - Chromosomenstörung, z. B. Down-Syndrom
- metabolische, nutritive, endokrine Störungen, z. B.
  - Organacidämien
  - Hypercalcämie
  - Hypothyreose
- spinale Erkrankungen
- Juvenile Spinale Muskelatrophie
- Neuropathien
- myasthene Syndrome
- Myopathien
- Bindegewebserkrankungen, Bindegewebsschwäche, Hypermobilitäts-Syndrom

---

4.8.4   Widerstand gegen passive Bewegungen (HT)

Durchführung (▶ Abb. 4.7)

Das Kind wird aufgefordert, sich soweit wie möglich zu entspannen. Der Widerstand wird durch passives Bewegen der verschiedenen Gelenke beurteilt. Das Schultergelenk wird untersucht, indem der Schultergürtel mit einer Hand fixiert und währenddessen mit der anderen Hand der Oberarm des Kindes im gesamten Bewegungsradius des Schultergürtels bewegt wird. Bei der Untersuchung des Ellenbogens wird der Oberarm festgehalten und der Unterarm gebeugt und gestreckt. Zur Untersuchung des Handgelenks wird die Hand bewegt und der Unterarm in einer halbgebeugten Position gehalten (um Pronation und Supination zu verhindern, die gesondert getestet werden).

Im Sitzen wird die Stellung der Hüftgelenke durch Festhalten des Oberschenkels gewährleistet, sodass dann der Widerstand im Knie getestet werden kann. Zur Untersuchung des Sprunggelenks wird der Unterschenkel fixiert und die Knie werden in Semiflexion gehalten.

Die passiven Bewegungen müssen langsam (über eine Sekunde) und vorsichtig ausgeführt und mehrere Male wiederholt werden. (Besteht der Verdacht auf eine hypertone Bewegungsstörung, wird das gleiche Manöver mit

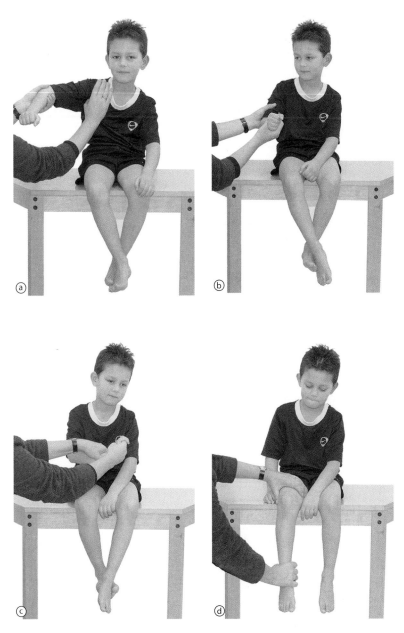

Abb. 4.7: Beispiele für die Untersuchung des Widerstandes gegen passive Bewegungen. Untersuchung der Muskelkontrolle von **a)** Schulter, **b)** Ellenbogen, **c)** Handgelenk, **d)** Knie und

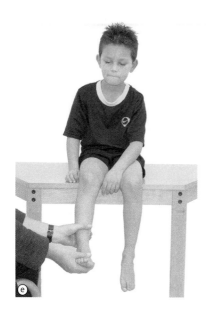

Abb. 4.7: Beispiele für die Untersuchung des Widerstandes gegen passive Bewegungen. Untersuchung der Muskelkontrolle von **e)** Sprunggelenk.

Geschwindigkeit durchgeführt [Tardieu] und es kommt zu einem charakteristischen »catch«).

Dokumentation

Der Widerstand gegen passive Bewegungen von Kopf, Rumpf, Armen und Beinen wird separat wie folgt bewertet:

0 = typisch
1 = leicht atypisch:
  – schwacher Widerstand, leichte Hypotonie (↓)
  – stärkerer Widerstand, leichte Hypertonie (↑)
  – Widerstand unregelmäßig, wechselnd zwischen etwas schwächer und etwas stärker, leichter Tonuswechsel (↕)
2 = eindeutig atypisch:
  – schwacher Widerstand, deutliche Hypotonie (↓↓)
  – starker Widerstand, deutliche Hypertonie (↑↑)
  – Widerstand unregelmäßig, wechselnd zwischen schwach und stark, deutlicher Wechsel des Muskeltonus (↕↕)

Interpretation

Im Allgemeinen hängt der Widerstand gegen passive Bewegungen bis zu einem gewissen Grad von der Körperkonstitution und der Muskelmasse des Kindes ab. Ein für Mädchen normaler Widerstand gegen passive Bewegungen wäre für Jungen häufig zu schwach.

Eine eingehende Diskussion der Ursachen eines erhöhten oder verminderten Widerstands gegen passive Bewegungen kann in diesem Buch, das sich ja mit den milden, oft unbemerkten Abweichungen von einer optimalen Funktion beschäftigt, nicht geführt werden. Dennoch muss die Untersucherin berücksichtigen, dass eine leichte Veränderung des Widerstands gegen passive Bewegungen in seltenen Fällen das erste Zeichen einer progressiven Erkrankung des neuromuskulären Systems (z. B. Leukodystrophien, cerebroretinale Degenerationen, Dyskinesien wie die Chorea Huntington, cerebrale Raumforderungen oder toxische Degenerationen bei Bleivergiftung) oder einer bis dato nicht diagnostizierten CP sein kann.

Man sollte daran denken, dass Störungen der Afferenzen zum Rückenmark (afferente Nerven, Spinalganglien, Hinterwurzel oder Hinterstränge) bereits zu einem verminderten Widerstand gegen passive Bewegungen führen können, bevor andere Symptome erkennbar sind. Bei einer Hypotonie müssen nicht alle Muskeln gleichzeitig betroffen sein. Es kann auch nur ein Muskel oder eine Muskelgruppe betroffen sein, z. B. der M. peronaeus am Unterschenkel (s. Fersengang-Test, ▸ Kap. 6.5), während die anderen unauffällig funktionieren.

Kinder mit Lernschwierigkeiten zeigen oft einen verminderten Widerstand gegen passive Bewegungen. Bei Kindern mit MND beobachtet man weit häufiger eine milde Hypotonie und geringfügige Wechsel des Muskeltonus als eine milde Hypertonie. Bei einer milden Hypertonie sollte speziell auf andere, fokalneurologische Zeichen geachtet werden. Diese weisen eher auf eine spezifische neurologische Erkrankung (Beispiel: spastische Cerebralparese).

Eine leicht veränderte Muskeltonusregulation, beispielsweise mit irregulärem Wechsel von hypoton zu hyperton, beobachtet man häufig bei ehemaligen Frühgeborenen. Der pathophysiologische Hintergrund dieses Phänomens ist nicht geklärt. Es ist denkbar, dass es sich dabei um eine »reifsbezogene« Form der MND handelt, die sich im Säuglingsalter als sogenannte »transiente Dystonie« manifestiert (Drillien 1972; Sommerfelt et al. 1998; De Vries und De Groot 2002).

Eine Diskussion über die Unterschiede zwischen Spastik oder Spastizität und den verschiedenen Formen des Rigors (Bleirohr- und Zahnrad-Phänomen) kann in diesem Buch nicht geführt werden, denn diese Phänomene gehören nicht zu denen einer MND. Ein erhöhter Widerstand gegen passive Bewegungen kann, wenn er nicht zentralnervöser Genese ist, Folge einer Myopathie (Sklerodermie, akute Myositis) oder einer Gelenkerkrankung (akute oder chronische rheumatoide Arthritis) sein. Im Einzelfall sind abschließende Beurteilungen zu Ursache und Diagnose erst nach der vollständigen Untersuchung möglich.

4.8.5 Ausmaß der passiven Bewegungen

Durchführung

Bei der Untersuchung des Widerstands gegen passive Bewegungen werden die Gelenke in ihrem vollen Bewegungsradius bewegt und auf Überstreckbarkeit oder Bewegungseinschränkung hin beurteilt. Der Bewegungsradius variiert interindividuell erheblich, die durchschnittlichen Werte sind nachfolgend angegeben (Wu et al. 2002, 2005).

Kopf

- Anteflexion: Das Kinn berührt den Brustkorb
- Retroflexion: Eine gedachte Linie vom Kinn zum Hinterhaupt ist annähernd horizontal
- Rotation: 70° Grad zu jeder Seite

Schulter

- Abduktion: bis ± 110° bei fixiertem Schultergürtel
- Anteflexion: bis ± 100° bei fixiertem Schultergürtel
- Retroflexion: bis ± 60° bei fixiertem Schultergürtel
- Andere Bewegungen werden nicht berücksichtigt

Ellenbogen

- Extension/Flexion: 0°–0°– ± 150°, abhängig vom Armumfang

Handgelenk

- Extension/Flexion: 70°–0°–90°

Knie

- Extension/Flexion: 15°–0°–130°, abhängig vom Beinumfang

Sprunggelenk

- Plantarflexion/Dorsalflexion: 45°–0°–20°

Dokumentation

Nur die Abweichung vom oben beschriebenen mittleren Bewegungsausmaß wird erfasst und so weit wie möglich quantifiziert, z. B. mithilfe eines Goniometers. Jede Asymmetrie wird notiert.

Das Ausmaß der passiven Bewegung von Kopf, Körper, Armen und Beinen wird separat folgendermaßen bewertet:

    0 = typisch
    1 = leicht atypisch:
        – leichte Einschränkung (↓)
        – leichte Überstreckbarkeit (↑)
    2 = eindeutig atypisch:
        – deutliche Einschränkung (↓↓)
        – deutliche Überstreckbarkeit (↑↑)

Interpretation

Der Bewegungsradius der Gelenke kann von Kind zu Kind variieren, besonders bei der Extension. Schlanke Mädchen haben ein größeres Bewegungsausmaß als gleichaltrige kräftigere Jungen. Ethnische Aspekte sollten ebenfalls berücksichtigt werden. Kinder von Asiaten, Eurasiern und Afrikanern haben einen größeren Bewegungsradius als kaukasische Kinder gleichen Alters.

Eine abnorm gesteigerte Gelenkbeweglichkeit ist im Allgemeinen mit einem verminderten Widerstand gegen passive Bewegungen verbunden. Eine Einschränkung der Beweglichkeit kann ihre Ursache in den Bändern, den Gelenken, den Muskeln oder den Motoneuronen haben. Klagen über Schmerzen während der Untersuchung müssen sorgfältig abgeklärt werden. Die Untersuchung ist insbesondere dann schmerzhaft, wenn die Beweglichkeit durch Gelenk- oder Muskelaffektionen beeinträchtigt ist. Der Schmerz kann zu weiteren Bewegungseinschränkungen während der Untersuchung führen. Schmerzen können auch durch eine akute Arthritis oder Dermatomyositis oder durch andere Störungen hervorgerufen werden; sie verhindern (reflektorisch) eine Muskelentspannung und führen so zu einer Reduktion des Bewegungsradius, obwohl (ohne Schmerzen) keine Einschränkungen bestehen würden. Konstante Asymmetrien müssen immer sorgfältig geprüft werden, da sie Zeichen einer unilateralen Bewegungsstörung sein können. Eine abschließende Beurteilung ist jedoch erst am Ende der gesamten Untersuchung möglich, wenn andere Ursachen (z. B. lokale und periphere) ausgeschlossen sind.

4.9 Untersuchung der Reflexe

4.9.1 Allgemeine Bemerkungen

Bei der Prüfung der Muskeleigenreflexe müssen Arme und Beine symmetrisch gehalten und der Kopf in der Mitte zentriert werden, um Einflüsse asymmetrischer Haltungen (insbesondere von Kopf und Rumpf) auf das Untersuchungsergebnis auszuschließen.

Typischerweise ist die Reflexaktivität interindividuell und situativ variabel (Stam und Van Crevel 1989). Das heißt, jeder Reflex sollte mehrfach (drei- bis fünfmal) ausgelöst werden, um die durchschnittliche Stärke und Reizschwelle beurteilen zu können. Abnorme Reaktionen sind an einer reproduzierbar gesteigerten oder reproduzierbar erniedrigten Intensität und/oder an einer konstant niedrigen oder hohen Reizschwelle (bei korrespondierender Reflexzone) erkennbar.

4.9.2 Alter

Die Muskeleigenreflexe können in jedem Alter untersucht werden. Kinder ab 4 Jahren zeigen normalerweise keine Dorsalflexion bei der Plantarreaktion und auch keinen Fußgreifreflex mehr.

4.9.3 Bicepssehnenreflex (BSR)

Durchführung (▶ Abb. 4.8)

Das Kind wird aufgefordert, seine gebeugten Arme so auf den Bauch zu legen, dass die Ellenbogengelenke in Mittelstellung sind. Die Untersucherin vergewissert sich, dass die Ellenbogengelenke entspannt sind, indem sie die Unterarme des Kindes leicht bewegt. Sie legt den Zeigefinger oder den Daumen auf die Sehne des M. biceps brachii und schlägt kurz mit dem Reflexhammer auf ihren Finger (genauer und richtiger: lässt den Reflexhammer durch sein Eigengewicht von idealerweise 80–120 Gramm [Kopf schwerer als Stil] fallen). Bleibt eine Reaktion aus, so muss der Beugungswinkel des Ellenbogens so lange variiert werden, bis die Position mit der besten Reflexantwort gefunden ist. Zur Bestimmung der Reflexschwelle muss die Untersuchung mehrfach wiederholt werden. Bei symmetrischer Haltung der Arme während der Reflexprüfung ist ein direkter Seitenvergleich der Reflexantworten möglich.

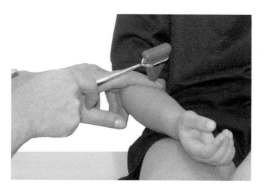

Abb. 4.8: Prüfung des Bicepssehnenreflexes (BSR): Der Arm des Kindes liegt im Ellenbogengelenk semiflektiert. Die Untersucherin legt ihren Zeigefinger auf die Bicepssehne des Kindes und schlägt kurz mit dem Reflexhammer auf ihren eigenen Finger.

Reaktion

Durch die Kontraktion des M. biceps brachii ist eine rasche Beugung im Ellenbogengelenk zu sehen oder (oft besser) zu fühlen. Häufig kontrahiert sich auch der M. brachialis, sodass die Reaktion noch deutlicher (Beugung des Unterarms) ausfällt. Bei Stimulation des M. brachialis (an der Radialseite des Unterarms und der Bicepssehne gelegen) kann eine leichte Pronation des Unterarms auftreten. Bei vielen Kindern lässt sich eine diskrete Beugung der Finger beobachten, insbesondere wenn der Unterarm supiniert gehalten wird

(Überspringen des Reflexes). Diese Reaktion, die die Ausbreitung des Reizes auf andere Muskeln anzeigt, ist jedoch nicht obligat. Manchmal ist eine leichte Beugung der Finger die einzige beobachtbare Reaktion. Das gilt besonders für Kinder mit einem wenig lebhaften Bicepssehnenreflex. In diesem Fall wird eine positive Reflexantwort von niedriger Intensität beurteilt, aber nur, wenn durch Veränderungen der Haltung im Ellenbogengelenk nachgewiesen wurde, dass keine bessere Reflexantwort möglich ist.

Dokumentation

0 = typische Reaktion
1 = atypisch:
- nicht auslösbar bei »Kommentaren« notieren
- schwach auslösbar, fühlbar, aber nicht sichtbar ($\downarrow$)
- gesteigert auslösbar: verbreiterte Reflexzone, manchmal mit einigen Kloni; im Allgemeinen
- ausgeprägte Beugung der Finger (überspringender Reflex), unabhängig davon, ob der Unterarm supiniert ist oder nicht ($\uparrow$)

Jede Asymmetrie wird notiert.

4.9.4 Tricepssehnenreflex (TSR)

Durchführung (▶ Abb. 4.9)

Die Untersucherin hält das Handgelenk des Kindes mit einer Hand so, dass das Ellenbogengelenk halb gebeugt ist, und prüft durch leichtes Bewegen, ob die Muskeln im Ellenbogen- und Schultergelenk entspannt sind. Sie schlägt mit dem Reflexhammer auf die Sehne des M. triceps brachii etwa 1–2 cm oberhalb vom Olecranon. Um die Reflexschwelle sicher beurteilen zu können, wird der Test mehrmals mit wechselnder Stärke und in unterschiedlichem Abstand vom Olecranon wiederholt.

Reaktion

Eine rasche Streckung im Ellenbogengelenk, hervorgerufen durch eine Kontraktion des M. triceps brachii, ist beobachtbar.

Dokumentation

Es wird folgendermaßen bewertet:
0 = typische Reaktion
1 = atypisch:
- nicht auslösbar (bei »Kommentaren« notieren)
- schwach auslösbar, fühlbar, aber nicht sichtbar ($\downarrow$)
- gesteigert auslösbar: verbreiterte Reflexzone, seltener mit einigen Kloni; gelegentlich mit leichter Streckung der Finger ($\uparrow$)

Jede Asymmetrie wird notiert.

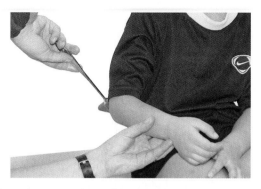

Abb. 4.9: Auslösen des Tricepssehnenreflexes: Die Untersucherin hält den Arm des Kindes in Semiflexion. Wenn der Arm entspannt ist, schlägt sie kurz auf die Tricepssehne.

4.9.5   Patellarsehnenreflex (PSR)

Durchführung (▶ Abb. 4.10)

Die Untersucherin geht vor dem Kind in die Hocke, hält dessen Bein mit einer Hand und prüft durch leichtes Bewegen, ob das Kniegelenk entspannt ist. Sie hält das Knie in einer halbgebeugten Position und schlägt mit dem Reflexhammer kurz auf die Patellarsehne (oder ihren Finger, s.o.) ± 1 cm unterhalb der Patella. Der genaue Auslösepunkt ist wichtig, denn schon ein geringes seitliches Abweichen von der Sehne kann zu einer eingeschränkten Reflexantwort führen. Wenn keine Reaktion auftritt, ändert die Untersucherin den Beugungswinkel im Kniegelenk, bis die Position mit der besten Reaktion gefunden ist. Bei einer positiven Reaktion ändert die Untersucherin die Reizintensität und den Abstand von der Patella (zunehmend distal des Ansatzes der Quadricepssehne an der Tibia) und (konfirmierend) auf dem Muskel oberhalb der Patella, um so die Reizschwelle zu bestimmen.

Reaktion

Eine rasche Extension im Kniegelenk durch Kontraktion des M. quadriceps femoris ist in der Regel beobachtbar. Bei jüngeren Kindern kann auch eine leichte Kontraktion der Adduktoren auftreten, in der Regel im kontralateralen Bein, gelegentlich auch in beiden Beinen. Eine Kontraktion der Adduktoren sollte für jedes Bein einzeln dokumentiert werden.

Dokumentation

Es wird folgendermaßen bewertet:
   0 = typische Reaktion

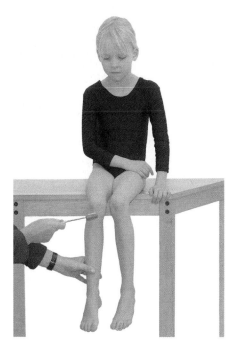

Abb. 4.10: Prüfung des Patellarsehnenreflexes: Die Untersucherin hält vorsichtig den Unterschenkel des Kindes; wenn das Bein entspannt ist, erfolgt ein kurzer Schlag auf die Patellarsehne.

1 = atypisch:
- nicht auslösbar (bei den »Kommentaren« notieren)
- schwach auslösbar; fühlbar, aber nicht sichtbar (↓)
- gesteigert auslösbar; verbreiterte Reflexzone, manchmal einige Kloni und/oder die Adduktion des kontralateralen und/oder ipsilateralen Beins (und überspringende Reflexe wie Adduktorenreflexe) (↑)

Jede Asymmetrie wird notiert.

4.9.6 Achillessehnenreflex (ASR)

Durchführung (▶ Abb. 4.11)

Die Untersucherin hält den Fuß des Kindes mit einer Hand in Neutralstellung und kontrolliert den Grad der Entspannung durch leichtes Bewegen von Fuß und Bein. Sie schlägt mit dem Reflexhammer kurz auf die Achillessehne etwa 2–3 cm oberhalb der Insertion am Calcaneus (▶ **Abb. 4.11 a**). Bei ausbleibender

Reflexantwort sollte sie die Position zum Sprunggelenk verändern. Bei einer positiven Reflexantwort schlägt sie mehrmals kurz auf die Sehne und verändert die Reizintensität und den Abstand zum Sehnenansatz. So kann sie die Reflexschwelle bestimmen.

Wenn der Reflex sehr leicht auslösbar ist, wird auf Kloni untersucht. Die Untersucherin nimmt den Vorfuß des Kindes (Handfläche auf der Plantarseite, Daumen auf dem Fußrücken) und löst eine schnelle Dorsalflexion des Fußes aus (▶ Abb. 4.11 b). Als Folge können Kloni auftreten. Bis zu 5 Kloni sind typisch, > 5 Kloni sind atypisch = pathologisch.

Eine verbreitete Methode, den Achillessehnenreflex beim Erwachsenen auszulösen, besteht darin, dass der Erwachsene sich auf einen Stuhl oder Tisch kniet, sodass die Füße herunterhängen. Diese Methode ist bei Kindern ungeeignet, da sie sich in dieser Stellung nicht ausreichend entspannen können.

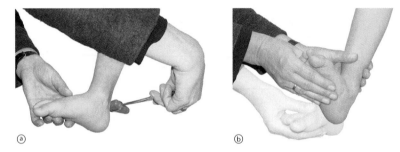

ⓐ   ⓑ

Abb. 4.11: Prüfung von Achillessehnenreflex und Sprunggelenksklonus: **a)** Achillessehnenreflex: Die Untersucherin hält vorsichtig den Fuß in Neutralstellung am Sprunggelenk; bei entspanntem Fuß und Sprunggelenk erfolgt ein kurzer Schlag auf die Achillessehne; **b)** Sprunggelenksklonus: Die Untersucherin hält den Fuß des Kindes in der Hand und löst eine rasche und plötzliche Dorsalflexion des Fußes aus.

Reaktion

Eine kurze Plantarflexion des Fußes im Sprunggelenk ist zu beobachten. Bei nervösen Kindern kommt manchmal eine leichte Beugung des Knies und/oder der Zehen hinzu.

Dokumentation

Es wird folgendermaßen beurteilt:
    0 = typische Reaktion
    1 = atypisch:
        − nicht auslösbar, (bei den »Kommentaren« notieren)

– schwach auslösbar, fühlbar, aber nicht sichtbar ($\downarrow$)
– gesteigert auslösbar; verbreiterte Reflexzone, unerschöpflicher Klonus ($\uparrow$)
Jede Asymmetrie wird notiert.

4.9.7   Reizschwelle der Muskeleigenreflexe

Bei der Prüfung jedes Reflexes wird in standardisierter Position die Reizintensität verändert. Wenn die Reflexantwort von hoher Intensität ist oder ein geringer Reiz ausreicht, um eine Reflexantwort hervorzurufen, wird als nächstes die Ausdehnung (= Verbreiterung) der Reflexzone geprüft. Obwohl es Unterschiede zwischen einer niedrigen Reflexschwelle (geprüft durch kurze Schläge in unterschiedlicher Intensität) und einer Verbreiterung der Reflexzone (geprüft durch Schläge in unterschiedlicher Entfernung vom ursprünglichen Auslösepunkt) gibt, sind diese beiden Parameter so eng miteinander verbunden, dass sie klinisch vergleichbar sind.

Man fragt sich manchmal, wie viele Versuche nötig sind, um sicher zu sein, dass ein Reflex nicht auslösbar ist. Wenn nach etwa fünf bis zehn Versuchen in gut standardisierter Mittelstellung mit wechselnder Reizintensität keine Reflexantwort auslösbar ist und die Muskulatur des Kindes dabei gut entspannt ist, kann der Reflex als fehlend dokumentiert werden.

Dokumentation

Es wird folgendermaßen bewertet:
0 = typischer Schwellenwert
1 = atypisch:
– kein Reflex auslösbar (bei den »Kommentaren« notieren)
– hoher Schwellenwert, hohe Reizintensität erforderlich ($\uparrow$)
– geringe Reizschwelle; sehr niedrige Reizintensität erforderlich;
– Verbreiterung der Reflexzone ($\downarrow$)
Jede Asymmetrie wird notiert.

Interpretation

Eine Areflexie oder schwache Reflexantwort mit einer hohen Reizschwelle kann auf eine Muskelerkrankung, eine Erkrankung des peripheren Nervensystems oder des ersten und zweiten Motoneurons hinweisen. Gesteigerte Reflexe sind typischerweise die Folge einer Läsion zwischen dem ersten und zweiten Motoneuron. Eine hohe Reflexintensität ist häufig, aber nicht zwangsläufig mit einer niedrigen Reizschwelle korreliert. So können Kinder mit einer MND eine niedrige Reizschwelle bei normaler Reflexintensität haben und umgekehrt.

Bei Asymmetrien sind weitere Untersuchungen erforderlich, da sie in Kombination mit anderen Befunden durch eine unilaterale Bewegungsstörung bedingt sein können. Manchmal stellen eindeutige Asymmetrien der Muskeleigenreflexe auch einen isolierten Befund dar und können dann klinisch bedeutsam sein (oder isoliert eben nicht). Ein einzelner asymmetrischer Reflex kann das erste und sogar das einzige Anzeichen für eine periphere Nerven- erkrankung oder eine fokale Muskelerkrankung sein. Er kann aber auch das Residualsymptom einer abgelaufenen Schädigung sein (Trauma, Infektions- krankheiten mit hohem Fieber, Funktionsstörungen des Endokrinums). Kon- stante Asymmetrien bezüglich der Reizschwelle und Asymmetrien ohne ein- deutige Zeichen einer unilateralen Bewegungsstörung können auf eine MND hinweisen. Nach Touwen (persönliche Mitteilung) kann bei gut ausgepräg- ter Seitenpräferenz (vor allem bei 5–7-jährigen Kindern) eine leicht asymmet- rische Reizschwelle der Muskeleigenreflexe nachweisbar sein, ohne dass dies von klinischer Bedeutung ist. Eine niedrigere Reizschwelle tritt eher auf der Seite der dominanten Extremität auf.

4.9.8   Plantarreaktion, Babinski-Reaktion (R)

Durchführung (▶ Abb. 4.12)

Die Untersucherin hält den Fuß des Kindes in Mittelstellung und streicht mit einem geeigneten (nicht scharfen!) Gegenstand (z. B. mit dem »stumpfen« Stiel des Reflexhammers) oder mit ihrem Fingernagel an der lateralen Fußsohle in Richtung Ferse. Der Reiz besteht in einem langsamen, festen »Überstrei- chen«, das aber nicht so stark sein darf, dass das Bein weggezogen wird. Die beschriebene Technik unterscheidet sich von der klassischen Auslösung der Plantarreaktion (Babinski-Reaktion), bei der die Untersucherin von der Ferse zu den Zehen an der lateralen Fußsohle entlangstreicht. Der Nachteil dieser Vorgehensweise ist nämlich, dass am Ende des Überstreichens auch der spe- zifische Reiz für den Greifreflex ausgelöst wird. In diesem Fall kann also eine Plantarflexion der Zehen entweder einen positiven Greifreflex oder eine Plan- tarreaktion bedeuten. Die Unterscheidung ist wichtig, da ein positiver Greif- reflex bei einem 4-jährigen Kind Zeichen einer Reifungsverzögerung des zen- tralen Nervensystems sein kann.

Reaktion

An der Großzehe können vier verschiedene Reaktionsformen beobachtet werden:

1) eine negative Reaktion; keine Bewegung der Zehe infolge des Reizes (»stumme Sohle«)
2) eine tonische Plantarflexion der Großzehe
3) eine ruckartige Dorsal- oder Plantarflexion der Großzehe
4) eine tonische, stereotype Dorsalextension der Großzehe

Die übrigen Zehen können sich spreizen, fächerförmig ausbreiten und dann (etwas) beugen.

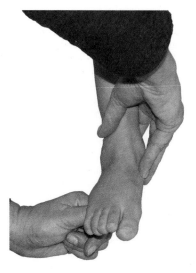

Abb. 4.12: Prüfung der Plantarreaktion (Babinski-Reaktion): Die Untersucherin hält die Ferse des Kindes und streicht mit einem geeigneten Gegenstand (s. o.) oder mit ihrem Fingernagel entlang der lateralen Fußsohle von den Zehen zur Ferse. Hier ist eine typische Reaktion dargestellt: eine geringe Plantarflexion der Großzehe.

Dokumentation

Es wird folgendermaßen bewertet:
0 = typisch: Reaktion 1–3
1 = atypisch; tonische, stereotype Dorsalextension der Großzehe, z. B. Babinski-Zeichen (Reaktion 4; ↑)
Jede Asymmetrie wird dokumentiert.

Interpretation

Die Plantarflexion ist die eigentliche optimale Reaktion. Unter klinischen Gesichtspunkten kann auch die Beurteilung »keine Reaktion« noch als optimal angesehen werden, obwohl hierbei auch differenzialdiagnostisch an eine Neuropathie zu denken ist. Eine inkonstante Dorsalflexion ist häufig bei jüngeren Kindern zu beobachten. Sie ist gewöhnlich ruckartig. Wenn diese ruckartige Dorsalflexion jedoch stereotyp erfolgt, ist sie als atypisch anzusehen. Manchmal tritt die ruckartige Dorsalflexion auf, wenn das Kind sehr kitzelig ist (auch als Folge von Anspannung und Nervosität), und hat dann keine klinische Bedeutung. Eine anhaltende Dorsalflexion, die nicht von einer Fußdeformität herrührt (Pes cavus), weist auf eine neurologische Funktionsstörung hin, insbesondere dann, wenn sie mit weiteren Symptomen einer neurologischen Dysfunktion auftritt. Bei einem Pes cavus kann die vermeintliche Dorsalflexion meist dadurch überwunden werden, dass man den Kopf des Os metatarsale 1 hochschiebt. Die Bewegung der Großzehe (und der übrigen Zehen) entsteht bei der Plantarreaktion durch das Zusammenspiel der Extensoren und Flexoren des Fußes. Im Säuglings- und frühen Kleinkindalter ist das Gleichgewicht zwischen Flexoren und Extensoren in ihrer Reaktion so verlagert, dass eine Dorsalextension und eine Zehenspreizung begünstigt sind. Bei Kindern über 3 Jahren hingegen führt das Zusammenspiel von Extensoren und Flexoren gewöhnlich zu einer Plantarflexion der Zehen oder zu einer »indifferenten« Reaktion (keine Bewegungen oder Haltungsänderung). Auch bei Fußdeformitäten kann sich das Gleichgewicht zwischen Extensoren und Flexoren verschieben (z. B. bei dem Pes cavus in Richtung Dorsalextension). Eine Störung des Gleichgewichts ist durch eine Änderung der Fußhaltung korrigierbar. Die korrigierende Maßnahme kann aber, insbesondere bei Kleinkindern, einen Greifreflex hervorrufen, sodass eine eindeutige Differenzierung der resultierenden Bewegung der Großzehe schwierig wird. In seltenen Fällen ist die Fußdeformität selbst die Folge einer neurologischen Erkrankung (z. B. bei der Friedreich-Ataxie oder einer Erkrankung aus der Gruppe der hereditären [sensomotorischen] Neuropathien [HSMN; Charcot-Marie-Tooth-Erkrankungen, CMT].

Ein Spreizen der Zehen ist bei Kindern unter 5 Jahren häufig, bei älteren Kindern kann es ein Symptom einer neurologischen Funktionsstörung sein (wenn es nicht beim Zurückziehen des Beins auftritt).

Asymmetrien können von großer Bedeutung sein und erfordern weitere Untersuchungen. Leicht unterschiedliche Reaktionen zwischen dem linken und rechten Fuß, wie eine Plantarflexion auf der einen Seite und eine fehlende Reaktion auf der anderen, können relevant sein, wenn noch andere diskrete Halbseitenbefunde nachweisbar sind. Ohne Nachweis anderer Dysfunktionen ist eine isolierte Asymmetrie, z. B. eine Asymmetrie der Plantarreaktion, im Allgemeinen ohne klinische Bedeutung.

4.9.9   Fußgreifreflex (R)

Durchführung (▶ Abb. 4.13)

Die Untersucherin drückt vom lateralen Fußrand aus etwas kräftiger mit ihrem Zeigefinger gegen den Kopf der Ossa metatarsalia.

Reaktion

Es tritt eine Plantarflexion aller Zehen auf.

Dokumentation

Es wird folgendermaßen bewertet:
    0 = keine, schwache oder flüchtige Reaktion
    1 = deutliche, z. B. etwa 10 Sekunden anhaltende Reaktion
Jede Asymmetrie wird dokumentiert.

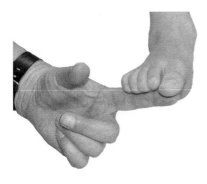

Abb. 4.13: Fußgreifreflex: Die Untersucherin drückt mit ihrem Zeigefinger von der Seite her gegen die Köpfe der Mittelfußknochen. Hier: keine Reaktion.

Interpretation

Eine anhaltende Reaktion ist immer atypisch. Sie kann lediglich ein mildes Zeichen einer Entwicklungsretardierung oder aber ein bedeutsamer Hinweis auf eine Schädigung des Zentralnervensystems sein. Bei einer ausgeprägten Beeinträchtigung zentralnervöser Funktionen kann der Greifreflex wieder neu auftreten; dieser Befund überschreitet die Grenzen der MND.

5 Untersuchung des Kindes im Stehen

5.1 Stehfähigkeit

Es wird dokumentiert, ob das Kind mit oder ohne Hilfe stehen kann. Wenn das Kind nicht frei stehen kann, ist eine gravierende neurologische Dysfunktion oder eine andere ernsthafte Erkrankung anzunehmen. Das Vorliegen einer MND beeinträchtigt nicht das freie Stehen.

5.2 Haltung während des Stehens mit Untersuchung des Rumpfes (HT)

5.2.1 Durchführung (▸ Abb. 5.1)

Das Kind steht entspannt, die Arme hängen locker an der Seite. Die Untersucherin prüft die Haltung von Kopf, Rumpf und Extremitäten. Sie inspiziert auch die Wirbelsäule und die Haut am Rumpf (ventral und dorsal) sorgfältig.

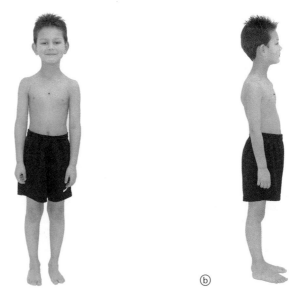

(a) (b)

Abb. 5.1: Beurteilung der Haltung im Stehen: **a)** von vorn und **b)** von der Seite; typische Haltung eines siebenjährigen Jungen.

Besonders aufmerksam sollte sie auf eine mögliche Seitwärtskrümmung der Wirbelsäule achten (z. B. Skoliose). Bei Verdacht auf eine Skoliose sollte sie das Kind auffordern, sich nach vorn zu beugen, auch wenn bei einem negativen Test eine Skoliose allein klinisch nicht sicher ausgeschlossen werden kann (Karachalios et al. 1999).

5.2.2   Alter

Die Haltung im Stehen kann ab der frühen Kindheit untersucht werden.

5.2.3   Dokumentation

Die Haltung von Kopf, Rumpf, Armen und Beinen wird jeweils einzeln wie folgt beurteilt:
 0 = typisch
 1 = leicht atypisch
 2 = eindeutig atypisch
Jede konstante Abweichung von einer symmetrischen, aufrechten Haltung im Stehen wird beschrieben. Besonders beachtet werden Scapula alata (seitengetrennt), eine Kyphose, eine lumbale Hyperlordose, eine Skoliose und jede konstante Asymmetrie der Extremitätenhaltung.

5.2.4   Interpretation

Die Körperhaltung ist sehr individuell. Vorgezogene Schultern haben meist keine neurologische Bedeutung. Eine Kyphose und eine ausgeprägte LWS-Lordose dagegen können Folge einer muskulo-skelettalen Störung oder einer generalisierten Muskelhypotonie sein (als Ausnahme gelten junge, schlanke Mädchen, die häufig eine ausgeprägtere LWS-Hyperlordose ohne Hinweis auf eine neurologische Erkrankung zeigen).

Eine Asymmetrie kann Teil einer unilateralen Bewegungsstörung mit Einbeziehung von Rumpf und/oder Extremitäten sein. Obwohl eine Skoliose die Folge einer einseitigen Muskelschwäche (Poliomyelitis) oder einer Hypertonie (irritativer, schmerzhafter Prozess, Myositis, Interkostalneuritis, renale Neoplasmen) sein kann, sollte nach allen Formen von Skelettanomalien (auch nach ihren häufigen idiopathischen Formen) gemeinsam mit einem Kinderorthopäden gesucht werden. Eine pädiatrisch-internistische Untersuchung ist dabei nötig, um das weite Spektrum innerer und systemischer Erkrankungen auszuschließen. In seltenen Fällen kann eine Skoliose zu den ersten Symptomen einer Friedreich-Ataxie gehören.

Eine schwache Genu-valgum- und Pes-valgus-Haltung ist bis zum Alter von 6 Jahren noch normal und zeigt sich in der typischen medialen Fußbelastung. Das Kind scheint Senkfüße zu haben. Wenn man das Sprunggelenk jedoch korrigiert oder das Kind gebeten wird, auf den Zehenspitzen zu stehen, zeigt sich eine ausreichende Ausprägung des Fußgewölbes (ein »flexibler Plattfuß« liegt vor). Die Fußstellung variiert interindividuell zwischen unauffällig entwickelten Kindern sehr; ein Grund dafür liegt in der unterschiedlichen Elastizität der Bänder. Eine ausgeprägte Genu-valgum- und/oder Pes-valgus-Stellung kann neurologische Ursachen haben, insbesondere bei Kindern über 6 Jahren. Es ist wichtig, zwischen einem Platt-/Senkfuß (Pes planus) und dem Stehen auf der Innenseite (meist bei breiten Vorfüßen) zu differenzieren. Letzteres ist häufig ein Zeichen für eine Hypotonie, wohingegen Senkfüße gewöhnlich keine neurologische Bedeutung haben. Die ausführliche Diskussion des Pes cavus und anderer Fußdeformitäten, die mit schweren neurologischen Erkrankungen verbunden sind, kann in diesem Buch nicht behandelt werden. Klinisch ist bei jeder relevanten Fragestellung ein Kinderorthopäde hinzu zu ziehen. Auch kann der Pes cavus eine (oder sogar die einzige) Manifestation einer spinalen Dysraphie sein. In seltenen Fällen ist er das erste Symptom einer Friedreich-Ataxie oder einer Erkrankung aus dem Formenkreis der hereditären Neuropathien.

Eine genaue Untersuchung der Haut entlang der Mittellinie des Rückens ist erforderlich, um Naevi, Grübchen, behaarte Bezirke oder kleine Lipome als eventuell einzige äußerliche Zeichen einer Spina bifida occulta zu entdecken. Naevi, die seitlich der Mittellinie und häufig im Bereich von Dermatomen lokalisiert sind (Café-au-lait-Flecken), oder kleine Fibrome können den Verdacht auf eine Neurofibromatose Typ 1 lenken, noch bevor andere Symptome auftreten. Die Naevi vasculosi bei einer Sturge-Weber-Erkrankung können auch am Rücken auftreten, sofern sie nicht schon im Trigeminusbereich des Gesichts aufgefallen sind, denn meist sind sie nicht auf den Rücken beschränkt. Café-au-lait-Flecken in Kombination mit Depigmentierungen (weiße Flecken, Vitiligo) und einem Adenoma sebaceum (oft nur stecknadelkopfgroß) können auf einen Tuberöse-Sklerose-Komplex (TSC) hinweisen, noch bevor die Erkrankung klinisch in Erscheinung tritt. Manchmal ist ein Adenoma sebaceum der einzige Befund, der jahrelang ohne weitere Symptome besteht.

5.3   Bauchhautreflexe (BHR)

5.3.1   Durchführung (▶ Abb. 5.2)

Die Untersucherin streicht oberhalb, unterhalb und mittig des Nabels mit dem Stiel des Reflexhammers oder dem Fingernagel (z. B. Nagel des kleinen Fingers) von der Seite zur Mitte über die Bauchdecke. Die Untersuchung kann gut im Stehen erfolgen, da verschiedene Versuche gezeigt haben, dass das Kind im Liegen oft die Bauchmuskeln so anspannt, dass keine Antwort dieses Fremdreflexes (sensorischer Input, motorischer Output) erwartet werden kann. Es ist günstig, das Kind abzulenken, sich mit ihm zu unterhalten oder

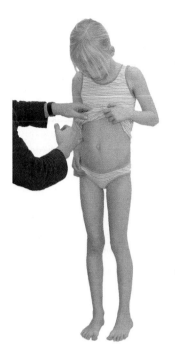

Abb. 5.2: Bauchhautreflex: Die Untersucherin »streicht« mit dem Stiel des Reflexhammers oder dem Nagel ihres kleinen Fingers von der Seite des Abdomens zur Mitte, jeweils oberhalb (wie dargestellt), mittig und unterhalb des Nabels.

seine Aufmerksamkeit auf die Umgebung zu lenken, um so eine gute Entspannung der Bauchmuskeln zu erreichen.

Die Reaktion dieses Fremdreflexes kann nach zwei oder mehr Versuchen abschwächen (typische Habituation). Wenn mehrere Versuche nötig sind, um die Ausprägung und Symmetrie der Reaktion zu bestimmen, empfiehlt sich eine Pause (manchmal für ein paar Minuten) zwischen den einzelnen Versuchen.

5.3.2 Alter

Der Bauchhautreflex kann in jedem Alter getestet werden.

5.3.3 Reaktion

Im stimulierten Bereich erfolgt eine Kontraktion der Bauchmuskeln. Bei übergewichtigen Kindern ist die Kontraktion manchmal kaum oder nicht zu erkennen.

5.3.4 Dokumentation

Es sollte folgendermaßen bewertet werden:
    0 = symmetrische Reaktion

1 = einseitig nicht auslösbar
2 = beidseitig nicht auslösbar

5.3.5   Interpretation

Das Fehlen des Bauchhautreflexes kann auf eine supraspinale Pathologie hinweisen.

Auch kann es durch eine spinale Störung auf Höhe dieses Reflexbogens (ca. T7–L1) bedingt sein. Allerdings kann eine abgeschwächte oder fehlende Reaktion auch auf nichtneurologische Ursachen zurückgehen (z. B. Adipositas, mangelnde Entspannung, akute oder chronische chirurgische Probleme, Blasendilatation oder situativ maximal gefüllte Blase, OP-Narben auf der Haut, starke Dehnung der Bauchmuskeln bei Ascites etc.).

Der Bauchhautreflex sollte symmetrisch auslösbar sein. Asymmetrien können dann bedeutsam sein, wenn sie gemeinsam mit weiteren neurologischen Halbseitenbefunden auf der entsprechenden Körperseite auftreten.

5.4   Romberg-Test (Co)

5.4.1   Durchführung (▶ Abb. 5.3)

Das Kind wird aufgefordert, die Augen für 10–15 Sekunden zu schließen. Bei sehr kleinen Kindern ist es vielleicht notwendig, sich ein Spiel auszudenken, z. B.: »Mal schauen, wie lange Du mit geschlossenen Augen ruhig stehen bleiben kannst. Schließ Deine Augen und ich zähle, wie lange du das schaffst.« Damit sich das Kind sicher fühlt, hält die Untersucherin ihre Arme schützend nahe am Kind, sodass sie es bei einem Gleichgewichtsverlust sicher auffangen kann.

5.4.2   Alter

Dieser Test eignet sich für alle Kinder ab 4 Jahren. Kinder unter 6 Jahren machen oft ein paar Bewegungen in Sprunggelenk und Zehen, um das Gleichgewicht halten und auf der Stelle stehen bleiben zu können.

5.4.3   Dokumentation

Dies ist ein Gleichgewichtstest, der die Fähigkeit prüft, Balance ohne visuelle Kontrolle zu halten. Die Anzahl der Bewegungen in Rumpf, Armen, Beinen und Füßen wird folgendermaßen bewertet:

0 = typisch, steht ruhig/bewegt nur Sprunggelenk oder Zehen

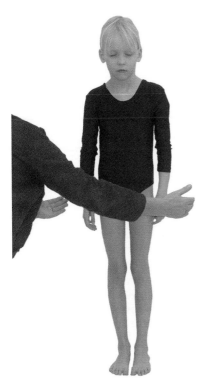

Abb. 5.3: Haltung beim Romberg-Test,
z. B. mit geschlossenen Augen.
Man beachte die schützende
Armhaltung der Untersucherin.

1 = leicht atypisch, macht Bewegungen mit Rumpf und Armen
2 = eindeutig atypisch, verliert das Gleichgewicht
Die Tendenz, konstant zu einer Seite zu kippen, wird notiert und sollte weiter
hinsichtlich Vestibularfunktionen abgeklärt werden.

5.4.4 Interpretation

Ein leichtes Wiegen mit dem Körper ohne isolierte Arm- oder Beinbewegungen ist häufig – diese Bewegungen gehören zur adäquaten Haltungskontrolle
(Latash und Hadders-Algra 2008).

Unwillkürliche Bewegungen können das optimale Ergebnis beeinträchtigen und sollten in der endgültigen Auswertung berücksichtigt werden.

Die Tendenz, konstant zu einer Seite zu fallen, kann Zeichen einer unilateralen vestibulären oder cerebellären Dysfunktion sein. Fehlendes Gleichgewicht ohne konstante Halbseitsymptome weist häufig auf eine verzögerte
oder dysfunktionelle Haltungskontrolle hin oder kann auf eine Muskelschwäche oder ausgeprägte Dyskinesie zurückgehen.

5.5   Untersuchung auf unwillkürliche Bewegungen (U)

5.5.1   Allgemeine Anmerkungen

Die Bezeichnungen athetoid und athetotisch sind in hohem Maße missverständlich. Manchmal werden sie synonym, manchmal mit unterschiedlicher Bedeutung verwendet. Die Groninger Schule hat versucht, eine genaue operationale Definition für die jeweilige Bezeichnung zu finden, weil in der Literatur mehrere Begriffe synonym benutzt werden und deren Bedeutung oft ungenau ist. Wenn ein Bewegungstyp eine gewisse Ähnlichkeit mit einem anderen hat, bedeutet das ja nicht, dass ihnen auch die gleiche Ätiologie oder Pathogenese zugrunde liegt.

5.5.2   Durchführung (▶ Abb. 5.4)

Das Kind wird aufgefordert, sich mit den Füßen im Abstand von weniger als 2 cm und dem Kopf in Mittelstellung hinzustellen, die Arme auszustrecken, die Finger so weit wie möglich zu spreizen und die Augen zu schließen. Dabei soll das Kind seine Arme 20 Sekunden lang ruhig halten. Die Hände dürfen sich während des ganzen Tests nicht berühren. Die Untersucherin zählt laut die Sekunden.

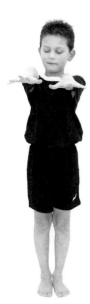

Abb. 5.4: Haltung beim Test auf unwillkürliche Bewegungen: Das Kind steht 20 Sekunden lang, die Arme in Pronation und gestreckt, und spreizt die Finger so weit wie möglich; die Augen sind geschlossen.

5.5.3   Alter

Kinder unter 4 Jahren haben bei diesem Test Schwierigkeiten. Ab 4 Jahren können sie den Test schon schaffen. Bei den Unter-6-Jährigen können athetotiforme Bewegungen (1 oder 2 Punkte) auftreten. Bei der typischen Durchführung machen Kinder ab 6 Jahren keine unwillkürlichen Bewegungen.

5.5.4   Dokumentation

Choreatiforme Bewegungen (choreatische Bewegungen; U-Ch)

Hierunter versteht man kleine, ruckartige Bewegungen, die unregelmäßig und arrhythmisch in verschiedenen Muskeln auftreten. Sie können in der gesamten Muskulatur vorkommen. Wenn sie bei der klinischen Inspektion nicht sichtbar sind, lassen sie sich elektromyographisch in den entspannten Muskeln nachweisen.

Die Untersucherin sollte auf choreatiforme Bewegungen der Finger und Handgelenke (distale choreatiforme Bewegungen) sowie der Arme und Schultern (proximale choreatiforme Bewegungen) achten (Prechtl und Stemmer 1962). Sie werden folgendermaßen bewertet:

0 = – keine choreatiformen Bewegungen während der Armstreckung über 20 Sekunden

1 = + 2–5 einzelne Zuckungen während der Armstreckung über 20 Sekunden

2 = ++ 6–10 Zuckungen, gewöhnlich in Clustern, während der Armstreckung über 20 Sekunden

3 = +++ kontinuierliches Zucken während der Armstreckung über 20 Sekunden

Distale und proximale choreatiforme Bewegungen werden getrennt registriert.

Athetotiforme Bewegungen (athetoide Bewegungen; U-Ath)

Hier handelt sich um kleine, langsame, sich windende Bewegungen, die ziemlich unregelmäßig und arrhythmisch in verschiedenen Muskeln, vermutlich sogar in der gesamten Muskulatur, auftreten. Sie sind am besten an der Finger- und Zungenmuskulatur zu erkennen.

In diesem Test sollte die Untersucherin nur auf athetotiforme Bewegungen der Finger achten. Es wird folgendermaßen bewertet:

0 = – keine athetotiformen Bewegungen sichtbar während der Armstreckung über 20 Sekunden

1 = + 2–5 langsame, drehende Bewegungen während der Armstreckung über 20 Sekunden

2 = ++ 6–10 langsame, drehende Bewegungen während der Armstreckung über 20 Sekunden

3 = +++ kontinuierliche, drehende Bewegungen während der Armstreckung über 20 Sekunden

Choreo-athetotische Bewegungen

Sie gehen gewöhnlich mit schweren neurologischen Erkrankungen einher, werden aber dennoch hier beschrieben, weil sie bei geringer Ausprägung sehr schwer von den weniger auffälligen Bewegungen, wie etwa choreatiformen und athetotiformen Bewegungen, zu unterscheiden sind.

Choreatische Bewegungen (Bewegungen der Chorea)

Hier handelt es sich um relativ große, ruckartige Bewegungen, die unregelmäßig und arrhythmisch in verschiedenen Muskeln vorkommen. Das Kind hat manchmal aufgrund der Amplitude und der Intensität der Bewegungen Schwierigkeiten sein Gleichgewicht zu halten. Im Vergleich zu choreatiformen Bewegungen dauern die Ausbrüche länger und sind größer. (Elektromyographisch können eine Differnzierung zwischen choreatiformen Bewegungen als kurze Zuckungen und choreatische Bewegungen als umfassendere Aktivitätsausbrüche diskutiert werden.)

Athetoide Bewegungen (athetotische Bewegungen)

Hierunter fallen langsame, drehende (schraubende) Bewegungen, die kontinuierlich, irregulär und arrhythmisch in verschiedenen Muskeln auftreten. Sie haben gewöhnlich eine größere Amplitude als athetotiforme Bewegungen und können Gleichgewichtsstörungen verursachen.

Athetose und Chorea sind häufig gleichzeitig nachweisbar. So tritt bei der athetotischen (dyskinetischen) Cerebralparese als Folge eines Kernikterus die Athetose nur selten ohne Chorea auf.

Tremor (U-Tr)

Der Tremor besteht aus unwillkürlichen rhythmischen und oszillierenden Bewegungen. Man kann den Ruhetremor klinisch von einem Aktionstremor unterscheiden. Ersterer tritt nur in Ruhe, letzterer nur bei (Ziel-)Bewegungen auf. Bei dem vorliegenden Test wird nur auf einen Ruhetremor (bei ausgestreckt gehaltenen Armen) im Bereich der Finger und Unterarme geachtet. Frequenz und Regelmäßigkeit des Tremors werden registriert.

Selten beruht ein solcher Tremor auf einem familiären Leiden, bekannt als »benigner essentieller Tremor«.

Bei gleichzeitigem Auftreten von (oft leichten) myoklonischen Zuckungen muss die seltene Diagnose eines Paramyoklonus multiplex in Betracht gezogen werden. In diesem Fall ist der Tremor üblicherweise etwas gröber. Der nichtessentielle (verstärkt physiologische) Tremor ist meist unregelmäßiger in Frequenz und Amplitude, insbesondere bei Bewegung.

Es wird folgendermaßen bewertet:

0 = – kein Tremor nachweisbar
1 = + kaum erkennbarer Tremor
2 = ++ ausgeprägter Tremor der Finger
3 = ++ ausgeprägter Tremor der Finger und der Arme

5.5.5   Interpretation

Das Auftreten einiger athetotiformer Bewegungen ist bei Kindern unter 6 Jahren normal, aber diese Bewegungen lassen mit zunehmendem Alter nach. Wenn sie über das 5. Lebensjahr hinaus bestehen bleiben, können sie Zeichen einer verzögerten Reifung des Nervensystems sein.

Die derzeitige Prävalenz choreatiformer Bewegungen (Punktwert 2 und 3) im Schulalter liegt bei ungefähr 8 %. Nach dem Beginn der Pubertät sind choreatiforme Bewegungen selten (Prechtl und Stemmer 1962). In den 1950er und 1960er Jahren zeigten ungefähr 5 % der Kinder deutlich ausgeprägte choreatiforme Bewegungen (Punktwert 3; Prechtl und Stemmer 1962). Heute sind solche deutlichen choreatiformen Dyskinesien seltener (persönliche Beobachtung). Choreatiforme Bewegungen treten bei Jungen häufiger auf als bei Mädchen (Prechtl und Stemmer 1962).

Über die genaue Bedeutung der choreatiformen Bewegungen wurde viel debattiert (Prechtl et al. 1987; Shaffer et al. 1984). Rutter et al. (1966) berichteten, dass choreatiforme Bewegungen im Zusammenhang mit Intelligenzminderung, nicht aber mit bestimmten Lern- oder psychiatrischen Problemen stünden, wohingegen andere Studien ergaben, dass choreatiforme Dyskinesien mit spezifischen Lernproblemen und psychiatrischen Störungen wie Hyperaktivität und Impulsivität assoziiert sein können (Prechtl und Stemmer 1962; Lucas et al. 1965; Wolf und Hurwitz 1966).

Ein verstärkter physiologischer Tremor kann bei Kindern im Schulalter aufgrund der besonderen Testsituation (Nervosität) zu beobachten sein. Tremor kann primär neurologisch (Parese, hereditärer Tremor, »benigner essentieller Tremor«) oder sekundär neurologisch (Thyreotoxikose, Intoxikationen) bedingt sein. Ein Parkinson-ähnlicher (Ruhe-)Tremor mit niedrigerer Frequenz ist bei Kindern selten, geht definitiv über das klinische Bild einer MND hinaus und muss klinisch neurophysiologisch (Tremoranalyse) und in der Regel laborchemisch und bildgebend weiter abgeklärt werden.

Ausgeprägte dyskinetische Bewegungsstörungen wie Chorea und Athetose gehen auf eine Schädigung oder Dysfunktion der Basalganglien zurück (Sanger und Mink 2006). Die genaue Pathophysiologie und die Zuordnung der verschiedenen Bewegungsstörungen zu den entsprechenden Arealen der Basalganglien sind jedoch noch ungeklärt und nur in Ansätzen den hoch komplexen Funktionsschemata der Basalganglien und ihren korrespondierenden Hirnstrukturen zuordenbar (Mink 2003; Wolf und Singer 2008).

5.6   Reaktion auf einen leichten Stoß gegen die Schulter im Stehen (Co)

5.6.1   Durchführung (▸ Abb. 5.5)

Das Kind steht aufrecht, der Kopf ist in der Mitte, die Armen hängen seitlich locker herab, der Abstand zwischen den Füßen beträgt etwa 5 cm. Die

Untersucherin versetzt dem Kind einen leichten seitlichen Stoß gegen die Schulter, dessen Intensität dem Alter und der Körperkonstitution des Kindes angepasst ist. Sie hält ihre andere Hand in einigem Abstand schützend um das Kind, damit sie es auffangen kann, falls es das Gleichgewicht verliert. Diese Geste vermittelt dem Kind Vertrauen und Sicherheit, was bei jüngeren Kindern besonders wichtig ist. Es wird bewertet, inwieweit das Kind stehen bleiben kann, ohne mit dem kontralateralen Bein Seitwärtsschritte zu machen.

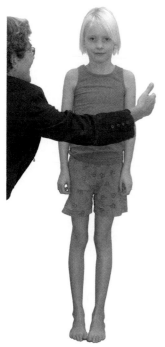

Abb. 5.5: Reaktion auf einen leichten Stoß gegen die Schulter im Stehen.

5.6.2   Alter

Dieser Test eignet sich für alle Kinder ab 4 Jahren, insbesondere wenn er spielerisch durchgeführt wird. 4- und 5-Jährige machen noch gelegentlich einen Schritt zur Seite, um das Gleichgewicht zu halten.

5.6.3   Reaktion

Das Kind wird durch Körperverlagerung zur gleichen Seite versuchen, das Gleichgewicht zu halten. Wenn dies nicht gelingt, neigt es sich vielleicht mit einer Abduktion der Arme zur Gegenseite und macht in diese Richtung Ausfallschritte. Manchmal kommt es auch zu einer überschießenden Reaktion auf der ipsilateralen Seite mit Seitwärtsschritten zu dieser Seite.

5.6.4   Dokumentation

Der Befund wird folgendermaßen bewertet:
0 = typische Reaktion, hält das Gleichgewicht auf altersentsprechende Art
1 = leicht atypisch, macht für sein Alter zu viele Seitwärtsschritte
2 = eindeutig atypisch, verliert das Gleichgewicht

5.6.5   Interpretation

Ein nicht altersentsprechender Befund in diesem Test kann auf eine unzureichende Haltungskontrolle bei Muskelschwäche (Hypo- oder Hypertonie), auf Fehlhaltungen oder meist auf eine milde Dysfunktion im supraspinalen (auch rubro-spinalen und reticulo-spinalen) System, das ja an der Haltungskontrolle beteiligt ist, zurückzuführen sein. Die Haltungskontrolle ist eine Funktion von bekanntermaßen hoher Komplexität, an der praktisch alle Teile des Nervensystem beteiligt sind (Hadder-Algra und Brogren Carlberg 2008).

5.7   Diadochokinese (Co)

5.7.1   Durchführung (▶ Abb. 5.6)

Das Kind steht, ein Arm hängt locker herunter, der andere ist – im Abstand von etwa 10 cm vom Körper – im Ellenbogen um etwa 90° gebeugt und die Hand zeigt nach vorn. Der Kopf wird in der Mitte gehalten, Arme und Schultern sind entspannt. Die Diadochokinese besteht aus einer raschen Pronation und Supination von Hand und Unterarm (»wie ein Fähnchen im Wind«). Die Untersucherin sollte diese Bewegung mit einer Geschwindigkeit von drei vollständigen Pronationen und Supinationen pro Sekunde demonstrieren. Dann fordert sie das Kind auf, diese Bewegung nachzuahmen. Das Kind wird mit eigener Geschwindigkeit und auf seine eigene Art und Weise beginnen. Einige Übungsdurchgänge sind erlaubt. Wenn das Kind den Ellenbogen während der Bewegung streckt, sollte es von der Untersucherin an die Beugung im Ellenbogen erinnert werden. Danach beginnt ein neuer Durchlauf dieser alternierenden Pronations- und Supinationsbewegungen. Wenn das Kind große Abduktions- und Adduktionsbewegungen des Arms macht, erkennbar an großen Bewegungen des Ellenbogens, sollte die Untersucherin es daran erinnern, den Ellenbogen so ruhig wie möglich zu halten. Bei langsamen Bewegungen sollte es aufgefordert werden, diese zu beschleunigen. Kinder, die den Ellenbogen nicht ruhig halten können, neigen dazu, ihn (kompensatorisch) am Körper abzustützen.

Beide Arme werden getestet, die Reihenfolge ist nicht vorgegeben. Im Allgemeinen beginnen Kinder mit ihrem dominanten Arm.

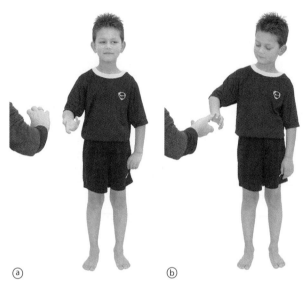

      (a)   (b)

Abb. 5.6: Diadochokinese: **a)** Der Arm wird etwa 10 cm vom Körper entfernt im Ellenbogen um 90° gebeugt, die Hand zeigt nach vorn. Die Diadochokinese besteht aus raschen Pronations- und Supinationsbewegungen von Hand und Unterarm. Der kontralaterale Arm hängt entspannt nach unten; **b)** typische Durchführung eines 7-Jährigen mit einigen Ellenbogenexkursionen und Mitbewegungen des kontralateralen Arms.

5.7.2   Alter

Dieser Test ist für Kinder ab 4 Jahren geeignet. Die Leistungen verbessern sich mit zunehmendem Alter. Der typische Befund bei 4–5-Jährigen besteht aus langsamen Bewegungen mit großen Ellenbogenexkursionen und meist einer kleinen Pause am Ende der Pronations- und Supinationsstellung der Hand (▶ **Tab. 5.1**). Bei den 6–7-Jährigen kann der Test mit mehr Leichtigkeit und in mittlerer Geschwindigkeit (2–3 Bewegungszyklen pro Sekunde) ausgeführt werden; die Ellenbogenexkursionen sind auf 5–15 cm begrenzt und Pausen am Ende jeder Bewegung sind nur ab und zu zu beobachten. Bei Kindern von 8–10 Jahren beträgt die Ellenbogenexkursion weniger als 5 cm.

Ab 11 Jahren kann die Diadochokinese schnell in flüssigen Serien alternierender Pronations- und Supinationsbewegungen ganz ohne oder mit nur minimen Ellenbogenbewegungen durchgeführt werden.

Altersabhängige Änderungen der assoziierten Bewegungen

Assoziierte Bewegungen während der Diadochokinese sind oft am kontralateralen Arm mit assoziierten Pronations- und Supinationsbewegungen erkennbar.

Andere Formen der assoziierten Bewegungen sind eine Ellenbogenbeugung auf der kontralateralen Seite, seitliche Hin- und Herbewegungen des Kiefers oder leichtes Mundöffnen, manchmal mit Nach-vorne-Schieben der (dann sichtbaren) Zunge.

Assoziierte Bewegungen während der Diadochokinese sind interindividuell sehr variabel. Sie können sich entweder deutlicher bei Prüfung der nichtdominanten Seite zeigen oder bei Prüfung der dominanten Seite. Das Ausmaß der assoziierten Bewegungen nimmt mit dem Alter ab (Largo et al. 2001 b). Deutliche assoziierte Bewegungen im kontralateralen Arm können bei 4–6-Jährigen beobachtet werden. Zwischen 7 und 11 Jahren treten typischerweise nur noch ein paar assoziierte Bewegungen auf. Ab 12 Jahren kann die Diadochokinese ohne (oder fast ohne) erkennbare assoziierte Bewegungen durchgeführt werden.

Tab. 5.1: Diadochokinese: typische Durchführung in Abhängigkeit vom Alter

	Alter in Jahren			
	4–5	6–7	8–10	> 10
Ellenbogenexkursionen Armabduktion und -adduktion				
meist > 15 cm	+	−	−	−
5–15 cm	−	+	−	−
< 5 cm	−	−	+	+
Pausen bei Extrempositionen der Handpronation und -supination				
konstant	+	−	−	−
manchmal	−	+	+	−
keine	−	−	−	+
Geschwindigkeit				
langsam (1–2 Zyklen/s)	+	−	−	−
moderat (2–3 Zyklen/s)	−	+	+	−
schnell (3–4 Zyklen/s)	−	−	−	+

+ = typisch für das entsprechende Alter (bessere Leistungen sind möglich)
− = atypisch für das Alter

5.7.3   Dokumentation

Bei diesem Test wird zweierlei bewertet: Durchführung und assoziierte Bewegungen. Jeder Arm wird getrennt getestet. Ein atypischer Befund zeigt sich in ungelenken Bewegungen und/oder nicht altersgemäßen Befunden (▶ Tab. 5.1).

1) Die Durchführung wird folgendermaßen bewertet:
   0 = typisch, altersentsprechende Durchführung
   1 = leicht atypisch: rechts, links, rechts & links
   2 = eindeutig atypisch, erhebliche Schwierigkeiten in der Durchführung: r, l, r & l
2) Die assoziierten Bewegungen werden folgendermaßen bewertet:
   0 = keine assoziierten Bewegungen
   1 = assoziierte Bewegungen erkennbar, dabei altersentsprechende Leistung: r, l, r & l
   2 = assoziierte Bewegungen erkennbar, dabei nicht mehr altersentsprechende Leistung: r, l, r & l

Die assoziierten Bewegungen werden wie folgt dokumentiert: auf der getesteten Seite die Durchführung der Diadochokinese, auf der Gegenseite das Ausmaß der assoziierten Bewegungen.

5.7.4   Interpretation

Die Prüfung der Diadochokinese wurde von dem französischen Neurologen Joseph Babinski entwickelt, nach dem die Fußsohlenreaktion (Babinski-Reaktion) benannt wurde. Babinski bemerkte, dass Erwachsene mit einer Kleinhirnläsion Schwierigkeiten bei der Durchführung dieses Tests haben (Babinski 1902). Spätere Studien bestätigten den Befund einer ipsilateralen Dysdiadochokinese bei Patienten mit cerebellärer Läsion (Wessel und Nitschke 1997). Erst 2001 zeigten Tracy et al. mit der funktionellen Kernspintomographie (fMRT), dass bei gesunden Erwachsenen während der Diadochokinese eine deutliche Aktivierung des ipsilateralen Kleinhirns auftritt. Diese Studie ergab zusätzlich eine wesentliche Mitwirkung anderer Teile des Gehirns wie Thalamus und fronto-parietaler Hirnrinde. Diese letzten Ergebnisse fügen sich in die aktuellen Konzepte zur Organisation der motorischen Kontrolle. Nach dieser Vorstellung steht motorisches Verhalten unter dem Einfluss weit verteilter Aktivität cortical-subcorticaler Kreisläufe, die in großflächigen Netzwerken organisiert sind (Molinari et al. 2002). Obwohl die Diadochokinese bekanntermaßen Folge einer verteilten Aktivität des Gehirns ist, kommt dem Kleinhirn eine besonders wichtige Bedeutung zu. Das wird an den Befunden Erwachsener deutlich, die nach unilateraler Läsion durch einen arteriellen Hirninfarkt in der Lage sind, die Diadochokinese in einem normalen Tempo auszuführen, sofern das Kleinhirn intakt ist. Nach einem solchen Insult ist bei den Betroffenen jedoch die Gleichmäßigkeit der alternierenden Bewegungen beeinträchtigt, wodurch gleichzeitig die Auffassung bekräftigt wird, dass auch Nichtkleinhirnstrukturen an der Diadochokinese beteiligt sind (Hermsdörfer und Goldenberg 2002).

Man kann häufig eine asymmetrische Diadochokinese beobachten. Die Diskrepanz zwischen rechts und links nimmt mit dem Alter zu; Pronation und Supination verbessern sich schneller auf der dominanten Seite. Dabei ist es wichtig zu bedenken, dass milde Asymmetrien nicht immer mit der Seitendominanz übereinstimmen. Deutliche Asymmetrien können Zeichen einer unilateralen Bewegungsstörung sein.

Interessanterweise haben heute viele Kinder Schwierigkeiten bei der Diadochokinese und führen sie ungelenk aus. In den 1980er und 1990er Jahren zeigten etwa 10 % der Schulkinder solche unregelmäßigen und nichtadäquaten Befunde, diese Rate ist auf heute 50 % angestiegen (persönliche Beobachtung). Die Ursache dieser Entwicklung ist unbekannt, aber sie ergänzt sich mit anderen Beobachtungen, wonach sich bestimmte motorische Fähigkeiten von Kindern in den letzten Jahrzehnten verschlechtert haben (Fleuren et al. 2007; Hadders-Algra 2007). Aufgrund der hohen Prävalenz auffälliger Befunde in diesem Test haben wir die Kriterien für die Domäne »Koordination und Gleichgewicht« so geändert, dass eine Dysfunktion dann vorliegt, wenn das Kind in mehr als zwei Tests nicht altersadäquat abschneidet, anstatt wie ursprünglich in mehr als einem Test (Hadders-Algra et al. 1988 c; Peters et al. 2008).

5.8   Finger-Nase-Test (Co)

5.8.1   Durchführung (▶ Abb. 5.7)

Das Kind wird aufgefordert, mit der Spitze des Zeigefingers die eigene Nasenspitze zu berühren. In der Ausgangsstellung sind Arm und Zeigefinger gestreckt (▶ Abb. 5.7 a). Die Bewegung sollte relativ langsam und so genau wie möglich erfolgen. Der Test wird zuerst mit geöffneten Augen, dann mit geschlossenen Augen jeweils dreimal durchgeführt. Der Test beginnt mit der einen Hand zuerst mit geöffneten, dann mit geschlossenen Augen. Danach wird die andere Hand getestet, erst wieder mit geöffneten, dann mit geschlossenen Augen.

Die Untersucherin sollte den Test bei der Instruktion demonstrieren. Besonders jüngeren Kindern fällt er leichter, wenn die Untersucherin bei der Serie mit geöffneten Augen die Bewegungen mitmacht (Imitation). Manche Kinder berühren stets den Nasenflügel oder die Nasenwurzel mit ihrem Finger. In diesem Fall sollte die Untersucherin erneut betonen, dass es wichtig sei, mit dem Finger genau die Nasenspitze zu berühren.

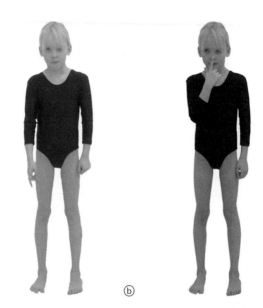

Abb. 5.7: Finger-Nase-Test: **a)** Ausgangsposition; **b)** die Aufgabe besteht darin, die Spitze des Zeigefingers so genau wie möglich auf die Nasenspitze zu führen.

5.8.2 Alter

Bei entsprechender Instruktion kann dieser Test ab 4 Jahren durchgeführt werden.

5.8.3 Dokumentation

Der Test wird für jeden Arm einzeln und jeweils bei geöffneten und bei geschlossenen Augen bewertet. Dabei werden zwei Aspekte berücksichtigt: 1) Flüssigkeit der Bewegungen und Hinweise auf einen Intentionstremor und 2) Treffsicherheit beim Berühren der Nasenspitze mit dem Zeigefinger. Normalerweise folgt der Finger einer flüssigen Bewegungsbahn, bevor er die Nase berührt. Dysfunktionen können an kleinen Bewegungen erkannt werden, die zur Anpassung an diese Bewegungsbahn auftreten, bevor der Weg zur Nase fortgesetzt wird. Dysfunktionen können sich auch als Intentionstremor zeigen. Der Tremor tritt am Ende einer zielgerichteten Bewegung auf und kann die Zielgenauigkeit beeinträchtigen. Darüber hinaus kann sich die Dysfunktion durch Fehlplatzierung des Fingers, z. B. an der Nasenseite, zeigen.

Ein leicht atypischer Befund ist an deutlichen Korrekturbewegungen oder einem leichten Intentionstremor am Ende der Bewegung zu erkennen oder daran, dass die Nase ein- oder zweimal verfehlt wird. Beim eindeutig atypischen Befund sind die Bewegungsfolgen ungenau. Es tritt ein deutlicher Intentionstremor auf oder die Nasenspitze wird konstant verfehlt. Der Test wird folgendermaßen bewertet:
   0 = typisch, altersentsprechend
   1 = leicht atypisch: r, l, r & l
   2 = eindeutig atypisch: r, l, r & l
Ein ständiges Verfehlen oder Abweichen zu einer Seite sollte ebenfalls notiert werden.

5.8.4   Interpretation

Der Finger-Nase-Test prüft cerebelläre Funktionen, obwohl natürlich auch das sensorische System (und andere) involviert sind. Bei der Durchführung mit geöffneten Augen sind das visuelle System und die Propriozeption, bei geschlossenen Augen ist nur die Propriozeption beteiligt.

Die Fähigkeit, eine flüssige Bewegung in Richtung Nase auszuführen, hängt von der Fähigkeit ab, die Bewegung im Voraus zu planen (Feedforward-Programmierung). Das Nervensystem lernt prädiktive Vorwärtsbewegungen durch Versuch und Irrtum. Dieser Lernprozess kann anhand der Entwicklung der Armbewegungen illustriert werden: Diese Armbewegungen sind beim kleinen Kind noch unregelmäßig und fraktioniert und bestehen aus mehreren Einzelbewegungen (von Hofsten 1991; Fallang et al. 2000). Mit zunehmendem Alter, zunehmender Erfahrung und durch unzählige eigenständige Wiederholungen mit Versuch und Irrtum werden die Greifbewegungen flüssiger, haben einen zielgerichteten, glatten Bewegungsverlauf und setzen sich ab 2 Jahren im Gesamtablauf nur noch aus ein oder zwei Einzelbewegungen zusammen (Van Hofsten 1991; Konczak und Dichgans 1997; Kuhtz-Buschbeck et al. 1998). Das Cerebellum spielt beim Lernen durch »Versuch und Irrtum« eine wesentliche Rolle. Dies zeigt sich daran, dass bei cerebellären Dysfunktionen der Bewegungsablauf im Voraus weder genau geplant werden kann noch durch Übung verbessert wird und erst während der Bewegungen durch peripheres Feedback korrigiert wird (Bastian 2006).

5.9   Finger-Finger-Test (Co)

5.9.1   Durchführung (▶ Abb. 5.8)

Die Untersucherin steht oder sitzt vor dem Kind und deutet mit dem Zeigefinger auf das Kind, wobei ihr Ellenbogen gebeugt ist. Das Kind wird aufgefordert, mit der Spitze seines Zeigefingers die Fingerspitze der Untersucherin zu berühren. Hierbei soll der Abstand zwischen beiden so bemessen sein, dass das Kind den Ellenbogen beugen muss. Die Fingerspitze der Untersucherin ist auf Höhe des kindlichen Ellenbogens.

Wie der Finger-Nase-Test besteht der Finger-Finger-Test aus je einer Serie von Bewegungen, die mit geöffneten Augen und mit geschlossenen Augen durchgeführt werden. Jede Serie umfasst drei Versuche. Der Test beginnt bei geöffneten Augen. Dann folgt der Durchgang mit derselben Hand, aber bei geschlossenen Augen. Die letzte Aufgabe ist schwierig. Der Übergang von der Serie mit visueller Kontrolle zu der mit geschlossenen Augen kann durch folgendes Vorgehen erleichtert werden: Wenn das Kind bei geöffneten Augen das dritte Mal mit seinem Finger den der Untersucherin berührt, hält sie den Finger des Kindes (mit der kontralateralen Hand) an ihrem »Zielfinger« fest. Sie fordert das Kind auf, mit derselben Aufgabe fortzufahren, allerdings bei geschlossenen Augen, was bedeutet, dass das Kind sich erinnern muss, wohin es den Finger führen soll. Wenn das Kind das Ziel nicht erreicht, bewegt die Untersucherin den Finger des Kindes zum »Zielfinger«, um dem Kind die Lokalisierung des Zielortes zu ermöglichen. Nach Abschluss der Serie mit geschlossenen Augen wird die andere Hand getestet; zuerst bei geöffneten, dann bei geschlossenen Augen. Die Untersucherin muss darauf achten, die Position ihres Fingers nicht zu verändern.

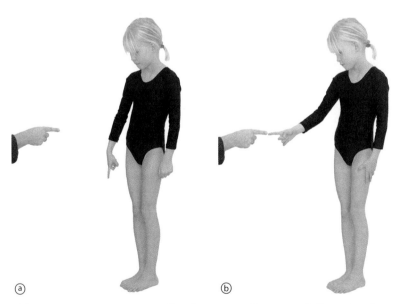

ⓐ   ⓑ

Abb. 5.8: Finger-Finger-Test: Das Kind berührt mit seiner Fingerspitze die Fingerspitze der Untersucherin. Man beachte, dass der Finger der Untersucherin so positioniert ist, dass das Kind seinen Arm um 90° beugen muss, um ihre Fingerspitze zu erreichen. **a)** Ausgangsposition des Zeigefingers; **b)** Endposition des Zeigefingers;

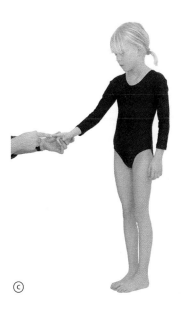

Abb. 5.8: Finger-Finger-Test: Das Kind berührt mit seiner Fingerspitze die Fingerspitze der Untersucherin. Man beachte, dass der Finger der Untersucherin so positioniert ist, dass das Kind seinen Arm um 90° beugen muss, um ihre Fingerspitze zu erreichen. **c)** Vor den Durchgängen mit geschlossenen Augen hält die Untersucherin den Zeigefinger des Kindes an ihren eigenen Zielfinger und erklärt dabei, dass es sich an den Zielfinger erinnern solle, da die nächsten Versuche bei geschlossenen Augen erfolgen würden.

5.9.2   Alter

Der erste Teil des Tests eignet sich für Kinder über 3 Jahren, die in der Lage sind, ihren Finger immer wieder auf der Fingerspitze des »Zielfingers« zu platzieren. Die Aufgabe mit geschlossenen Augen kann ab 5 Jahren durchgeführt werden. Die Anzahl der richtigen Platzierungen bei fehlender visueller Kontrolle nimmt mit dem Alter zu (▶ **Tab. 5.2**). Aber selbst Erwachsene verfehlen oft den Zielfinger.

Tab. 5.2: Finger-Finger-Test: richtige Platzierungen bei geschlossenen Augen in Abhängigkeit vom Alter

Alter in Jahren	Anzahl der richtigen Platzierungen	
	Dominante Seite	**Nichtdominante Seite**
unter 5	0	0
5–6	1	0
6 ½–8	1	1
9–12	2	1
über 12	2	2

5.9.3   Dokumentation

Der Test wird für jeden Arm getrennt durchgeführt und jeweils für die Bedingung mit geöffneten oder mit geschlossenen Augen bewertet. Der Test erfasst zwei Aspekte: 1) den Nachweis eines Intentionstremors und 2) die erfolgreiche Positionierung der Fingerspitze am »Zielfinger«.

Ein leicht atypischer Befund wird beurteilt, wenn ein diskreter Intentionstremor nur am Ende einer Bewegung auftritt oder das Kind für sein Alter den Zielfinger zu oft verfehlt. Bei eindeutig atypischen Leistungen zeigt sich ein deutlicher Intentionstremor in Kombination mit einem konstanten Verfehlen des Zielfingers. Es wird folgendermaßen bewertet:

  0 = typisch, altersentsprechend
  1 = leicht atypisch: r, l, r & l
  2 = eindeutig atypisch: r, l, r & l

Ein konstantes Abweichen und Verfehlen zu einer Seite wird ebenfalls notiert.

5.9.4   Interpretation

Bei geöffneten Augen spielt die visuelle Führung eine entscheidende Rolle und der Test liefert so einige allgemeine Informationen über die Hand-Augen-Koordination. Bei geschlossenen Augen sind das cerebelläre und das propriozeptive System für den Erfolg entscheidend. Die recht langandauernde Entwicklung der Leistungen mit geschlossenen Augen hat vermutlich damit zu tun, dass sich die Repräsentation des eigenen Körpers im Verhältnis zur Umwelt entwicklungsabhängig verändert. Jüngere Kinder haben einen körperzentrierten oder ich-zentrierten Bezugsrahmen (Rochat 1998). Ab dem Alter von 7–9 Jahren wird dieser ich-bezogene Bezugsrahmen, der überwiegend auf somatosensorischen Signalen aufbaut, durch einen exogenen Bezugsrahmen, der hauptsächlich auf Gravitationssignalen beruht, ersetzt (Contreras-Vidal et al. 2005; Roncesvalles et al. 2005).

Man kann sagen, dass der Intentionstremor auf eine cerebelläre Dysfunktion und die Fehlplatzierungen auf eine sensorisch-propriozeptive Dysfunktion hinweisen. Abweichungen, die konstant zu einer Seite auftreten, können cerebellär oder vestibulär bedingt sein.

5.10   Finger-Oppositionstest (F)

5.10.1   Durchführung (▶ Abb. 5.9)

Die Untersucherin demonstriert dem Kind, wie man mit den Fingern einer Hand (beginnend mit dem Zeigefinger) nacheinander den Daumen derselben Hand berührt, und zwar in der folgenden Sequenz: 2, 3, 4, 5, 4, 3, 2, 3, 4, 5 etc. Das Kind wird aufgefordert, diese Bewegungen nachzumachen, indem fünf Sequenzen hin und zurück gezählt werden (▶ **Abb. 5.9 a**). Zuvor sind ein paar Übungssequenzen erlaubt.

Jede Hand wird abwechselnd geprüft. Die Geschwindigkeit bei diesem Test hängt vom Alter des Kindes ab. Der Ellenbogen des getesteten Arms soll nicht an den Körper gepresst werden. Der kontralaterale Arm hängt entspannt nach unten.

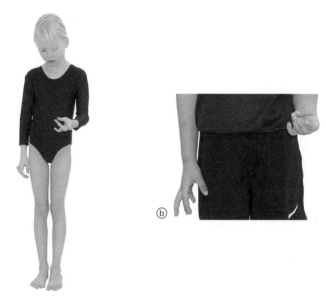

Abb. 5.9: Finger-Oppositionstest: **a)** Beginnend mit dem Zeigefinger berühren alle Finger nacheinander den Daumen und zwar in folgender Reihenfolge: 2, 3, 4, 5, 4, 3, 2, 3, 4, 5 etc. **b)** Man beachte die Mitbewegungen an der kontralateralen Hand.

5.10.2   Alter

Der Test ist für Kinder ab 5 Jahren geeignet, einige geschickte 4-Jährige können ihn auch schon ausführen. Die Testleistung ändert sich deutlich mit zunehmendem Alter (▶ **Tab. 5.3**; Denckla 1973, 1974; Largo et al. 2001 a; Gasser et al. 2009).

Der typische Befund eines 5-jährigen Kindes besteht aus langsamen Bewegungen in eine Richtung mit vielen Unterbrechungen und vielen gleichzeitigen, nicht selektiven Bewegungen der anderen Finger derselben Hand. Ab 6 Jahren sind die Kinder in der Lage, die Bewegungsrichtung zu ändern, aber sie tippen dabei gelegentlich mehrmals auf den Zeigefinger oder den kleinen Finger, wodurch Schwierigkeiten beim Finger-zu-Finger-Wechsel erkennbar wer-

Tab. 5.3: Finger-Oppositionstest: typische Durchführung in Abhängigkeit vom Alter

	Alter in Jahren						
	4	**5**	**6**	**7–9**	**10–11**	**12**	**≥13**
adäquate Sequenzen (W)[a]							
in eine Richtung	–	+	–	–	–	–	–
in beide Richtungen	–	–	+	+	+	+	+
beim Richtungswechsel (W)[b]							
berührt meist > 1 x	–	+	–	–	–	–	–
berührt manchmal > 1 x	–	–	+	+	–	–	–
wechselt prompt	–	–	–	–	+	+	+
Bewegungen der anderen Finger derselben Hand (berühren nicht den Daumen) (F)[c]							
deutliche Bewegungen	–	+	+	–	–	–	–
schwache Bewegungen	–	–	–	+	+	–	–
keine Bewegungen	–	–	–	–	–	+	+
Flüssigkeit der Bewegungen (F)[d]							
deutliche Verzögerung	–	+	–	–	–	–	–
etwas verzögert	–	–	+	+	+	+	–
ohne Verzögerung, flüssig	–	–	–	–	–	–	+
Geschwindigkeit der Durchführung (F)[e]							
langsam	–	+	+	–	–	–	–
moderat	–	–	–	+	+	–	–
schnell	–	–	–	–	–	+	+

F bezieht sich auf die Flüssigkeit der Bewegungen; **W** bezieht sich auf den Wechsel von Finger zu Finger;
+ = alterstypische Durchführung (bessere Leistungen sind möglich);
– = nichtalterstypische Durchführung.
a Angemessene Bewegungsfolgen: Das Kind kann die Bewegungen in eine Richtung ausführen (2, 3, 4, 5 oder 5, 4, 3, 2) oder in beide Richtungen, ohne zu berücksichtigen, ob der Richtungswechsel adäquat ist.
b Richtungswechsel der Bewegungen: angegeben ist, wie oft der Daumen beim Richtungswechsel den Zeigefinger oder den kleinen Finger berührt.
c Bewegungen der nichtbeteiligten Finger: Bewegungen der Finger, die an derselben Hand nicht an der Reihe sind.
d Flüssigkeit der Bewegungen: das Verzögerungsausmaß bei der Berührung des Daumens mit dem jeweiligen Finger. Auch sehr starke Bewegungen werden als nicht flüssig bewertet.
e Geschwindigkeit bei der Durchführung: langsam = 1–2 Berührungen/Sekunde; moderat = 2–3 Berührungen/Sekunde; schnell = 3–4 Berührungen/Sekunde.

den. Die Durchführung ist langsam, mit vielen Unterbrechungen und vielen nicht selektiven Bewegungen der anderen Finger derselben Hand. Der Wechsel von Finger zu Finger bei 7–9-Jährigen ähnelt dem bei 6-Jährigen, aber die Bewegungen sind insgesamt flüssiger: Der Test kann in mittlerem Tempo mit weniger unnötigen Bewegungen der anderen Finger durchgeführt werden. Ab dem Alter von 10 Jahren gelingt der Bewegungswechsel prompt und adäquat. Die Bewegungen sind bei Kindern von 10–11 Jahren ähnlich flüssig wie bei 7–9-Jährigen. Ab dem Alter von 13 Jahren sind sie optimal.

Die Testleistung bessert sich durch Üben und durch die zunehmende Entwicklung der Handpräferenz. Im Allgemeinen fällt sie bei der dominanten Hand besser aus als bei der nichtdominanten (Denckla 1974; Largo et al. 2001 a; Gasser et al. 2009).

Altersspezifische Änderungen der assoziierten Bewegungen

Die assoziierten Bewegungen während des Finger-Oppositionstests sind die Fingerbewegungen der kontralateralen Hand (▶ **Abb. 5.9**). Das Ausmaß der assoziierten Bewegungen verringert sich mit zunehmendem Alter (Largo et al. 2001 b; Gasser et al. 2009). Kinder von 5 und 6 Jahren zeigen deutliche assoziierte Bewegungen der kontralateralen Hand. Bei Kindern im Alter von 7–9 Jahren sind meist ein paar assoziierte Aktivitäten in der kontralateralen Hand zu beobachten. Kinder ab 10 Jahren zeigen keine oder nur wenig assoziierte Bewegungen an der anderen Hand.

5.10.4   Dokumentation

Dieser Test wird nach 3 Gesichtspunkten bewertet und jede Seite wird getrennt untersucht.

1) Der Wechsel von Finger zu Finger: z.B. der Übergang von einem zum anderen Finger in der richtigen Reihenfolge, besonders an den Umkehrpunkten von Zeigefinger und kleinem Finger. Es wird folgendermaßen bewertet:
   0 = typisch, altersentsprechend
   1 = leicht atypisch: r, l, r & l
   2 = eindeutig atypisch, erhebliche Schwierigkeiten bei der Durchführung: r, l, r & l
2) Flüssigkeit der Bewegung: erkennbar an Bewegungen der anderen Finger derselben Hand, Verzögerungen beim Platzieren des richtigen Fingers und bei der Geschwindigkeit der Durchführung. Es wird folgendermaßen bewertet:
   0 = typisch, altersentsprechend
   1 = leicht atypisch: r, l, r & l
   2 = eindeutig atypisch, erhebliche Schwierigkeiten in der Durchführung: r, l, r & l
3) Assoziierte Bewegungen der anderen Hand. Es wird folgendermaßen bewertet:
   0 = keine assoziierten Bewegungen

1 = einige assoziierte Bewegungen bei altersentsprechender Durchführung: r, l, r & l

2 = assoziierte Bewegungen, mehr als für das Alter zulässig: r, l, r & l

5.10.5 Interpretation

Der Finger-Oppositionstest gehört zur Domäne »Feinmotorik«. Diese komplizierte motorische Aufgabe besteht aus selbstinitiierten sequentiellen Fingerbewegungen. Studien zeigen mithilfe der funktionellen Bildgebung, dass selbstinitiierte sequentielle Fingerbewegungen beim Erwachsenen mit weitverteilter corticaler Aktivität assoziiert sind: in fronto-parietalen Arealen, einschließlich bilateral im primär motorischen und primär sensorischen Cortex, in prämotorischen und ergänzenden motorischen Gebieten und dem limbischen Gyrus cinguli (Gordon et al. 1998; Wu und Hallett 2005; Mostofsky et al. 2006). Die Aktivität im primär motorischen, in geringerem Ausmaß auch im primär sensorischen Cortex ist auf der kontralateralen Seite größer als auf der ipsilateralen. Eine solche kontralaterale Dominanz gibt es in anderen corticalen Gebieten nicht (Baraldi et al. 1999). Selbstinitiierte sequentielle Fingerbewegungen hängen nicht nur mit corticaler Aktivität zusammen, sondern auch mit einer Aktivitätssteigerung in den Basalganglien (kontralateral mehr als ipsilateral), im Mittelhirn (z. B. Substantia nigra) und im Kleinhirn (ipsilateral mehr als kontralateral; Wu und Hallett 2005; Boecker et al. 2008). Diese »relatively independent finger movements« sind eng mit der Funktion und Rekrutierung des schnellleitenden cortico-spino-musculären Systems und seiner Bahnen verknüpft und stellen eine besonders humanspezifische motorische Aktivität dar.

5.11 Finger-Folgetest (F)

5.11.1 Durchführung (▶ Abb. 5.10 und 5.11)

Das Kind wird aufgefordert, die Spitze seines Zeigefingers 0,5–1 cm vom Zeigefinger der Untersucherin entfernt zu halten und mit seinem Finger den Bewegungen der Untersucherin genau zu folgen. Sie beschreibt Muster in unterschiedlicher vertikaler und horizontaler Richtung mit einigen 90°-Winkeln (▶ Abb. 5.11). Beide Hände werden nacheinander getestet.

5.11.2 Alter

Die Leistungen im Finger-Folgetest sind altersabhängig (▶ Tab. 5.4). Kinder von 4 und 5 Jahren haben Schwierigkeiten bei diesem Test. Sie folgen dem Finger der Untersucherin ruckartig, mit beträchtlicher Verzögerung und mit

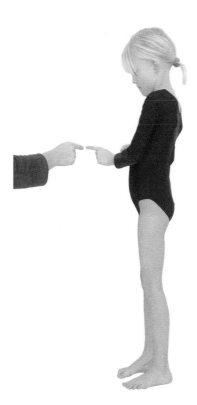

Abb. 5.10: Ausgangsposition beim Finger-Folgetest: Die Untersucherin sitzt vor dem Kind, die beiden Zeigefinger haben nur einen kleinen Abstand.

großem Abstand zwischen dem führenden Finger der Untersucherin und dem eigenen Finger. Die Leistungen verbessern sich bei Kindern ab 6 Jahren. Sie können den Test ohne größere ruckartige Bewegungen oder Tremor ausführen. Mit zunehmendem Alter verringert sich der Abstand zwischen dem Finger der Untersucherin und dem des Kindes beim Richtungswechsel und erreicht ein Minimum von weniger als 2 cm im Alter von 11 Jahren. Bei 10-Jährigen ist die Bewegung weniger ruckartig. Es muss bedacht werden, dass diese Folgebewegungen im Allgemeinen nicht ganz flüssig sein können. Im Schulalter werden die Bewegungen in mittlerer Geschwindigkeit und ab 12 Jahren schnell ausgeführt.

Im Allgemeinen ist die dominante Hand etwas besser als die nichtdominante.

5.11.3 Dokumentation

Beurteilt wird jede überschießende oder zurückbleibende Bewegung während des Richtungswechsels sowie die Flüssigkeit und die Geschwindigkeit der Bewegungen. Jeder Arm wird einzeln folgendermaßen bewertet:

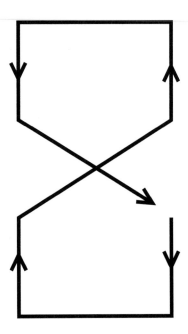

Abb. 5.11: Schematische Darstellung der Bewegungsfolgen beim Finger-Folgetest.

Tab. 5.4: Finger-Folgetest: typische Durchführung in Abhängigkeit vom Alter

	Alter in Jahren					
	4–5	6	7–9	10	11	≥ 13
Verzögerung beim Richtungswechsel						
deutlich	+	–	–	–	–	–
kaum	–	+	+	+	+	+
Abstand[a] beim Richtungswechsel						
10–20 cm	+	–	–	–	–	–
meist ± 5 cm, manchmal ± 10 cm	–	+	–	–	–	–
< 5 cm	–	–	+	–	–	–
meist ± 2 cm, manchmal ± 5 cm	–	–	–	+	–	–
< 2 cm	–	–	–	–	+	+
Flüssigkeit der Bewegungen[b]						
ungelenk	+	+	+	–	–	–
nicht ganz flüssig	–	–	–	+	+	+
flüssig	–	–	–	–	–	–

Tab. 5.4: Finger-Folgetest: typische Durchführung in Abhängigkeit vom Alter–
Fortsetzung

	Alter in Jahren					
	4–5	**6**	**7–9**	**10**	**11**	**≥ 13**
Geschwindigkeit der Bewegungen[c]						
langsam	+	–	–	–	–	–
moderat	–	+	+	+	+	–
schnell	–	–	–	–	–	+

+ = alterstypische Durchführung (bessere Leistungen sind möglich); – = atypisch für das
  Alter.
a Abstand zwischen dem Finger der Untersucherin und dem des Kindes beim Richtungswechsel; z. B. überschießend oder nicht ausreichend weit.
b Flüssigkeit der Bewegungen: oft ungelenke Bewegungen; nicht ganz flüssig, meist flüssig, keine abgehakten Bewegungen, kein Tremor, keine Steifheit.
c Geschwindigkeit: langsam = 10–15 cm/Sekunde; moderat = 5–10 cm/Sekunde; schnell
  = 2–5 cm/Sekunde.

0 = typisch, altersentsprechende Durchführung
1 = leicht atypisch: r, l, r & l
2 = eindeutig atypisch: r, l, r & l

5.11.4   Interpretation

Der Finger-Folgetest gehört zur Domäne der Feinmotorik. Er stellt eine komplexe motorische Aufgabe dar, mit Beteiligung weitverteilter corticaler Aktivität im frontalen (primär motorischen, prämotorischen und ergänzenden
motorischen Cortex), parietalen und occipitalen Cortex und im Kleinhirn
(Laquantiti et al. 1997; Miall et al. 2001; Goodale und Westwood 2004).

5.12   Kreistest (F)

5.12.1   Durchführung (▶ Abb. 5.12 und 5.13)

Die erste Serie besteht aus großen Kreisen. Die Untersucherin zeichnet mit
ihren Händen Kreise in die Luft, sodass ihre Arme bei den Bewegungen vom
Körper weg im Ellenbogen gestreckt sind. Die Bewegungen erfolgen simultan,
jedoch in entgegengesetzter Richtung. Das Kind wird aufgefordert, die Bewegung nachzumachen. Nach fünf vollständigen Kreisen (die Untersucherin
zählt laut mit) wird die Bewegung mit fünf Kreisen in Gegenrichtung wiederholt. Dann werden ohne Pause kreisende Bewegungen beider Arme in nur

eine Richtung, nach fünf Durchgängen weitere fünf solcher Kreise in die andere Richtung gemacht.

Die zweite Serie besteht aus kleinen Kreisen. Die Untersucherin zeichnet mit gestrecktem Zeigefinger, Handgelenk und Unterarm (die Ellenbogen halb gebeugt) Kreise in die Luft. Die Ellenbogen sollten während der kleinen Kreise still gehalten werden. Das Kind wird aufgefordert, wieder jeweils fünf Kreise in die entgegengesetzte Richtung (nach außen gedreht, nach innen gedreht) und jeweils fünf Kreise in die gleiche Richtung (mit dem Uhrzeigersinn, gegen den Uhrzeigersinn) nachzumachen. Es ist darauf zu achten, dass das Kind die Ellenbogen nicht an den Körper drückt, und die Hände sich nicht berühren, sondern die Bewegungen einzeln ausführen.

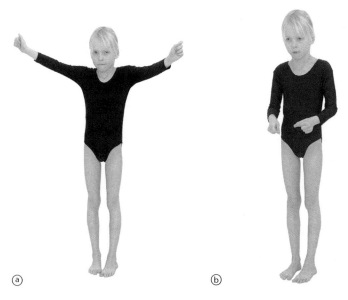

ⓐ   ⓑ

Abb. 5.12: Kreistest: **a)** große Kreise, insbesondere die Schultern werden mitbewegt, die Ellenbogen sind mehr oder weniger gestreckt; **b)** kleine Kreise, insbesondere die Ellenbogen werden mitbewegt, sie sind mehr oder weniger gebeugt.

5.12.2 Alter

4-Jährige Kinder können nur große ovale Kreise in entgegengesetzter Richtung ausführen.

5-Jährige können Kreisbewegungen in entgegengesetzter und in gleicher Richtung, gewöhnlich mit einigen Verzögerungen beim Richtungswechsel, ausführen. Sie können große gegenläufige Kreise koordiniert mit einer Mischung aus ovalen und runden Kreisen, kleine Kreise in Gegenrichtung weni-

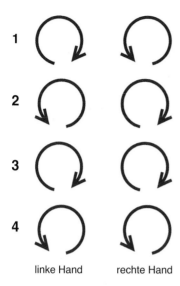

1

2

3

4

linke Hand   rechte Hand

Abb. 5.13: Schematische Darstellung der Bewegungsfolgen beim Kreistest.

ger gut koordiniert und nicht rund nachmachen. 5-Jährige können große, koordinierte und ovale Bewegungen in die gleiche Richtung, aber keine kleinen Kreise in die gleiche Richtung ausführen.

Die Leistungen beim Kreistest verbessern sich schrittweise mit dem Alter (▶ Tab. 5.5). Kreise in Gegenrichtung werden früher erlernt als Kreise in die gleiche Richtung. Große und kleine Kreise in Gegenrichtung können synchron und koordiniert ab 6 Jahren durchgeführt werden. Große Kreise in entgegengesetzter Richtung werden ab 7 Jahren rund, kleine Kreise in entgegengesetzter Richtung ab 11 Jahren konstant rund ausgeführt.

Die Bewegungskoordination bei Kreisen in dieselbe Richtung entwickelt sich wesentlich langsamer. Eine adäquate Koordination großer und kleiner Bewegungen zeigen Kinder erst ab dem Alter von 13 Jahren. Der Wechsel von einem Bewegungsmuster (Serien von Kreisen) zu einem anderen gelingt bei Kindern ab 7 Jahren umgehend.

Tab. 5.5: Kreistest: typische Durchführung in Abhängigkeit vom Alter

	Alter in Jahren						
	4	5	6	7–9	10–11	12	≥ 13
in Gegenrichtung							
Synchronie der Bewegung							
nur bei großen Kreisen	+	–	–	–	–	–	–

Tab. 5.5: Kreistest: typische Durchführung in Abhängigkeit vom Alter – Fortsetzung

	Alter in Jahren						
	4	5	6	7–9	10–11	12	≥ 13
bei großen und kleinen Kreisen	–	+	+	+	+	+	+
Muster-Koordination[a]							
nur bei großen Kreisen	+	+	–	–	–	–	–
bei großen und kleinen Kreisen	–	–	+	+	+	+	+
Form der großen Kreise							
oval	+	–	–	–	–	–	–
oval und rund	–	+	+	–	–	–	–
rund	–	–	–	+	+	+	+
in gleicher Richtung							
Synchronie der Bewegungen[b]							
nur bei großen Kreisen	–	+	–	–	–	–	–
bei großen und kleinen Kreisen	–	–	+	+	+	+	+
Muster- Koordination[a]							
nur bei großen Kreisen	–	+	+	–	–	–	–
bei den meisten großenKreisen	–	–	–	+	+	–	–
bei allen großen und den meisten kleinen Kreisen	–	–	–	–	–	+	–
bei großen und kleinen Kreisen	–	–	–	–	–	–	+
Form der großen Kreise							
oval	–	+	–	–	–	–	–
oval und rund	–	–	+	+	+	–	–
rund	–	–	–	–	–	+	+
Form der kleinen Kreise							
oval	–	–	+	–	–	–	–
oval und rund	–	–	–	+	+	+	–
rund	–	–	–	–	–	–	+
Wechsel							
nach einigen Versuchen	–	+	+	–	–	–	–
prompt	–	–	–	+	+	+	+

+ = alterstypische Durchführung, bessere Leistungen sind möglich
– = atypisch für das Alter
a Die Muster-Koordination bezieht sich auf die räumliche Übereinstimmung der Bewegungen beider Arme, z. B. das Ausmaß, in dem beide Bewegungen gleichförmig sind.
b Synchronie der Bewegungen bezeichnet die zeitliche Übereinstimmung der Bewegungen beider Arme: Beide Arme bewegen sich in gleichem Rhythmus und gleicher Geschwindigkeit.

5.12.3 Dokumentation

Beurteilt werden die Synchronie der Bewegung, die Koordination, die Form der Kreise und die Fähigkeit des Kindes, von einem Bewegungsmuster zum anderen zu wechseln.

1) Kreiszeichnen in entgegengesetzter Richtung wird folgendermaßen bewertet:
   0 = typisch, altersentsprechend
   1 = leicht atypisch: r, l, r & l
   2 = eindeutig atypisch, beträchtliche Schwierigkeiten bei der Durchführung: r, l, r & l
2) Kreiszeichnen in dieselbe Richtung wird folgendermaßen bewertet:
   0 = typisch, altersentsprechend
   1 = leicht atypisch: r, l, r & l
   2 = eindeutig atypisch, beträchtliche Schwierigkeiten bei der Durchführung: r, l, r & l
3) Der Richtungswechsel wird folgendermaßen bewertet:
   0 = Richtungswechsel erfolgt sofort
   1 = Probleme beim Bewegungswechsel

5.12.4 Interpretation

Der Kreistest gehört zur Domäne der Feinmotorik. Die beidhändige Aufgabe, bei der die Hände in entgegengesetzter Richtung bewegt werden, erfordert eine symmetrische Bewegungskoordination; die Aufgabe, bei der die Hände sich konsensuell bewegen, erfordert eine asymmetrische Koordinationsleistung. Bei der symmetrischen Form ist weniger neuronale Arbeitsleistung notwendig als bei der asymmetrischen Form, weil hier nichthomologe Muskeln beteiligt sind (Carson et al. 1997).

Der Kreistest erfasst insbesondere die Zusammenarbeit zwischen rechter und linker fronto-parietaler Hirnrinde, bei der das Corpus callosum eine bedeutende Rolle spielt (Stancak et al. 2003; Fryer et al. 2008). Tatsächlich zeigen Patienten nach einer Balkenresektion aufgrund einer therapieresistenten Epilepsie Schwierigkeiten bei der räumlichen und zeitlichen Verschaltung bimanueller Bewegungen (Eliassen et al. 1999; Kennerley et al. 2002).

Verbesserungen im Kreistest sind über einen langen Zeitraum möglich; dies geht mit der langandauernden Entwicklung der fronto-parietalen Hirnrinde und des Balkens einher. Die Entwicklung dieser Strukturen erstreckt sich bis in die Adoleszenz, wobei es um das 12. Lebensjahr herum zu einem bemerkenswerten Wandel kommt: Das Volumen der fronto-parietalen grauen Substanz erreicht zu diesem Zeitpunkt sein Maximum und die Funktion über das Corpus callosum erlaubt die »reife« interhemisphärale Balance von Exzitation und Inhibition bei beidhändigen Aufgaben (De Guise und Lassonde 2001; Lenroot und Giedd 2006).

6 Untersuchung des Kindes im Gehen

6.1 Gehfähigkeit

Die Untersucherin prüft, ob das Kind frei gehen kann. Kann es das nicht, spricht dies für eine schwere neurologische Funktionsstörung oder andere schwerwiegende Pathologien. Bei der MND ist die Fähigkeit, frei zu laufen, nicht beeinträchtigt.

6.2 Haltung während des Gehens (HT)

6.2.1 Durchführung

Das Kind wird aufgefordert, einige Male im Untersuchungsraum (oder auf dem Gang) hin und her zu gehen. Um das Kind dabei abzulenken und so ein unnatürliches Gangbild zu vermeiden, kann man das Kind bitten, einen Gegenstand von der anderen Seite des Raumes zu holen.

6.2.2 Alter

Dieser Test kann von früher Kindheit an durchgeführt werden.

6.2.3 Dokumentation

Folgende Aspekte beim Gehen werden beurteilt:

1) Haltung beim Gehen
2) Spurbreite
3) Anterogrades Abrollen
4) Qualität des Gehens

Haltung während des Gehens

Die Haltung von Kopf, Rumpf, Armen, Beinen und Füßen wird separat bewertet:

    0 = typisch
    1 = leicht atypisch
    2 = eindeutig atypisch

Auf die Bewegungen der Arme, der Hüften und Knie sollte besonders geachtet werden. Wenn die Beugung in Hüft-, Knie- und/oder Sprunggelenk einseitig beeinträchtigt ist, wird das Kind dies durch eine bogenartige Zirkumduktion des betroffenen Beins kompensieren. In extremen Fällen, z. b. bei einer unilateralen spastischen Cerebralparese mit Pes equinovarus, wird die Hüfte auf der betroffenen Seite angehoben und die Zehen schleifen trotzdem über den Boden.

Die Untersucherin beschreibt die Position der Füße in Relation zu den Unterschenkeln und achtet dabei besonders auf einen möglichen Pes valgus, bei dem das Kind auf der Innenseite des Fußes läuft.

Asymmetrien oder andere Haltungsabweichungen, die beim stehenden Kind erkennbar sind und die Folge einer leichten Skoliose, einer leichten diffusen Hypotonie oder einer asymmetrischen, überwiegend statischen Fußhaltung sein können, verschwinden beim Gehen. Umgekehrt zeigen sich manchmal Auffälligkeiten beim Gehen, die beim Stehen nicht erkennbar sind. Beide Phänomene müssen beschrieben werden.

Spurbreite beim Gehen

Kinder über 2½–3 Jahre haben beim Gehen einen Fußabstand von etwa 10–20 cm (Hempel 1993 a und 1993 b). Das Gangbild wird folgendermaßen bewertet:

0 = typisch
1 = atypisch: zu schmal/zu weit

Anterogrades Abrollen

Beim normalen Gehen berühren zuerst die Fersen den Boden und das Gewicht wird dann bogenförmig auf die Zehen verlagert. Dieses Muster etabliert sich im zweiten Lebensjahr und wird als »anterogrades Gangbild« bezeichnet. Die Bewertung erfolgt folgendermaßen:

0 = typisches Gangbild mit anterogradem Abrollen
1 = leicht atypisch: kein Abrollen von der Ferse zu den Zehen, manchmal Zehenspitzengang
2 = läuft immer auf den Zehenspitzen

Qualität des Gehens

Sie wird folgendermaßen bewertet:

0 = typisch
1 = atypisch, z. B. hektisch, kraftlos, steif

6.2.4   Interpretation

Asymmetrien der Kopf- oder Körperhaltung beim Gehen können neurologische oder orthopädische Ursachen haben (z. B. unilaterale CP oder rheumatoide Arthritis). Bei einer generalisierten Hypotonie kann die Haltung symmetrisch, aber dennoch abnorm sein. Asymmetrien von Arm- oder Beinbewegungen können auf eine leichte unilaterale Bewegungsstörung hinweisen.

Bei Kindern unter 6 Jahren ist das Fußgewölbe meist nur schwach ausgebildet. In extremen Fällen ist der Fuß sogar außenrotiert und proniert. Diese Kinder können keine langen Strecken laufen und ermüden bei Spaziergängen leicht. Normalerweise ist das Fußgewölbe im Stand nicht sichtbar. Wenn eine gedachte senkrechte Linie vom Malleolus medialis den Boden außerhalb des Fußumrisses erreicht, liegt ein Pes valgus vor, der in diesem Alter gewöhnlich die Folge einer Bänderschwäche im Bereich der Sprunggelenke ist. Die Haltungsabweichungen verlieren sich aber im Laufe der folgenden Jahre, wenn die Bänder fester werden. Nur in seltenen Fällen liegt eine neurologische Ursache, wie z. B. eine gravierende Hypotonie, zugrunde. Tatsächlich sind die meisten der sogenannten »Senkfüße« in diesem Alter Pes-valgus-Störungen. Eine Behandlung mit Einlagen, die das Fußgewölbe stützen (und es somit nicht kausal beeinflussen), ist nur von geringem Nutzen. Die ideale Behandlung besteht aus dem Tragen fester Schuhe, die das Sprunggelenk stützen und so der Tendenz, auf der Innenseite zu gehen, entgegenwirken. Eine sorgfältige Untersuchung einschließlich kinderorthopädischer Mitbeurteilung ist bei Asymmetrien und ausgeprägten Fällen von Pes valgus empfehlenswert, da eine neurologische und orthopädische Ursache zugrunde liegen kann (z. B. unilaterale Bewegungsstörung, Hypotonie, isolierte Hypertonie etc.).

Kinder unter 5 Jahren schwingen beim Gehen nur wenig mit den Armen, Vierjährige halten die Arme beim Gehen still.

Bei Kindern über 6 Jahren sollte das Fußgewölbe beim Gehen und beim flachen Stehen sowie beim Zehenspitzenstand sichtbar sein. Wenn bei unauffälliger Stellung der Sprunggelenke kein Fußgewölbe zu sehen ist, muss an einen Pes planus gedacht werden. In den meisten Fällen sind statische oder erbliche Faktoren ursächlich beteiligt. Bei einem ausgeprägten Pes planus zeigt sich in der Regel eine symmetrische Abduktion der Füße.

Das Gehen auf der Fußinnenseite ist bei Kindern über 6 oder 7 Jahren meist Zeichen einer milden Hypotonie, kann aber auch Frühsymptom einer progressiven Muskelschwäche sein.

Die Zirkumduktion eines Beins ist die Folge eines unausgewogenen Zusammenspiels von Knie- und/oder Sprunggelenksbewegungen bei der Fortbewegung und kann neurogen (z. B. spastische unilaterale Cerebralparese), arthrogen oder myogen bedingt sein. Bei milder unilateraler Hypertonie kann die Zirkumduktion schon erkennbar sein, bevor sich bei der Untersuchung der Beine Unterschiede bezüglich des Widerstands gegen passive Bewegungen zeigen. Dieser Befund ist von einer schmerzbedingten Zirkumduktion abzugrenzen, die bei Immobilisation der Gelenke ebenfalls auftreten kann.

Bei normalem Gangbild bleibt der Abstand zwischen den Füßen konstant. Eine wechselnde Spurbreite kann an den Gelenken (z. B. Luxation oder Subluxation im Hüftgelenk) liegen oder neuronale Ursachen haben und muss, wie schon erwähnt, von einer schmerzbedingten Symptomatik differenziert werden.

Ein sehr schmaler Gang kann durch eine Hypertonie der Hüftadduktoren hervorgerufen werden, die bei einer geringen bilateralen spastischen Cerebralparese auch ohne Hinweis auf eine Scherenstellung der Beine auftreten kann. Ein breitbasiger Gang kann auch durch eine neuronale Funktionsstörung (z. B. muskuläre Hypotonie der Beine und/oder des Beckengürtels, sensorische oder cerebelläre Funktionsstörung) hervorgerufen sein und kann wie eine Luxation oder Subluxation im Hüftgelenk arthrogen verursacht sein.

Steppergang oder schaukelnde Hüftbewegungen können durch eine Myopathie (z. B. gluteale Muskelschwäche) oder durch eine Hüftdysplasie verursacht sein, Letzteres häufig als Folge einer Hypertonie (z. B. Spastik der inneren Beckenrotationsmuskeln und/oder der Beinadduktoren). Hüftschaukeln beim Gehen kann auch ohne Hüftdysplasie bei einer Hypotonie oder einer Hypertonie auftreten. Natürlich führt auch eine Hüftluxation ohne neurologische Ursachen zu veränderten Hüftbewegungen mit ausgeprägtem Schaukeln bei jedem Schritt. Bei Kindern, die meist im Zwischenfersensitz auf dem Boden sitzen, lässt sich häufig ein charakteristischer Gang mit mäßigen Schaukelbewegungen und einer wechselnden Gangbreite beobachten. Dies wird durch eine Streckung der Abduktoren und eine Verkürzung der Adduktoren am Oberschenkel, als Folge dieser Sitzposition, hervorgerufen. Diese Haltung wird besonders gerne von leicht hypotonen Kindern eingenommen.

Ständiges Laufen auf den Zehenspitzen kann Zeichen einer entwicklungsneurologischen Störung wie Cerebralparese, Muskeldystrophie oder Autismus sein (Gardner-Medwin und Johnston 1984; Farmer 2003; Ming et al. 2007). Der Zehenspitzengang kann auch als isolierte Dysfunktion auftreten. Die Ätiologie dieses idiopathischen Zehengangs ist weitestgehend unbekannt; er könnte genetischen Ursprungs sein (Sala et al. 1999). Bei den meisten Kindern mit idiopathischem Zehengang normalisiert sich das Gangbild bis zum Jugend- oder Erwachsenenalter (Hirsch und Wagner 2004).

Man darf nicht vergessen, dass die individuelle Fußhaltung beim Gehen sehr variabel ist. Eine ausgeprägte Außen- oder Innenrotation oder eine ausgeprägte Dorsal- oder Plantarflexion spricht für eine Pathologie, ebenso wie jede offensichtliche Asymmetrie. (Hierbei ist die Innenrotation näher an der hypertonen, die Außenrotation näher an der hypotonen Bewegunsstörung.)

Eine abschließende Beurteilung kann jedoch, wie auch bei anderen Symptomen, erst nach der vollständigen Untersuchung erfolgen.

Ein qualitativ auffälliges Gangbild kann ein unspezifisches Zeichen einer MND sein.

6.3   Seiltänzergang (Co)

6.3.1   Durchführung (▶ Abb. 6.1)

Das Kind wird aufgefordert, auf einer geraden Linie ungefähr 20 Schritte hin und her zu gehen. Der eine Fuß soll unmittelbar vor den anderen gesetzt werden. Es werden keine Anweisungen für die Armbewegungen gegeben.

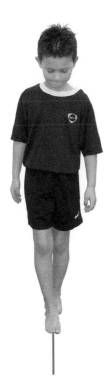

Abb.6.1: Seiltänzergang: Ein Fuß sollte genau vor den anderen gesetzt werden.

6.3.2   Alter

Dieser Test eignet sich für Kinder ab 4 Jahren. Allerdings halten 4-Jährige in der Regel etwas Abstand zwischen den Füßen und machen gelegentlich seitliche Ausfallschritte. 5-Jährige können normalerweise einen Fuß direkt vor den anderen setzen, ohne Seitwärtsschritte zu machen. In diesem Alter kann die Schrittfolge noch unregelmäßig und von rudernden Armbewegungen begleitet sein. Ab 6 Jahren werden die Schritte gleichmäßiger und Armbewegungen treten nur noch begrenzt auf. Ab 9 Jahren können die Kinder in regelmäßiger Schrittfolge und ohne Balancebewegungen der Arme gehen.

6.3.3   Dokumentation

Die Durchführung wird folgendermaßen bewertet:
    0 = typisch/altersentsprechend
    1 = leicht atypisch
    2 = eindeutig atypisch; schafft die Aufgabe nicht oder verliert oft das Gleichgewicht
Konstante Asymmetrien, z. B. Fallneigung zu einer Seite, werden notiert.

6.3.4 Interpretation

Mit dem Seiltänzergang werden Balance und Körperkoordination getestet. Eine schlechte Leistung kann auf Hypotonie, Hypertonie sowie eine cerebelläre oder sensorische Funktionsstörung hinweisen. Darüber hinaus können unwillkürliche Bewegungen wie eine choreatiforme Dyskinesie oder ein Tremor (von hoher Intensität) die Leistung des Kindes beeinträchtigen. Konstante Abweichungen nach einer Seite können Zeichen einer unilateralen Bewegungsstörung mit cerebellärer oder nichtcerebellärer Ursache sein.

6.4 Zehenspitzengang

6.4.1 Durchführung (▶ Abb. 6.2)

Das Kind wird aufgefordert, ungefähr 20 Schritte auf Zehenspitzen hin und her zu gehen.

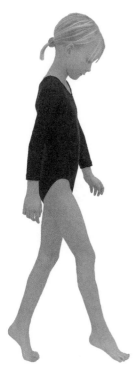

Abb. 6.2: Ein 7-jähriges Mädchen beim Zehenspitzengang: Es zeigt minimale assoziierte Bewegungen der Arme (im linken Arm sind eine leichte Ellenbogenextension und Dorsalflexion des Handgelenkes erkennbar).

6.4.2 Alter

Kinder über 3 Jahren sollten auf Zehenspitzen laufen können.

Altersabhängige Änderungen der assoziierten Bewegungen

Assoziierte Bewegungen beim Zehenspitzengang treten mit großen interindividuellen Unterschieden auf. 4-Jährige zeigen deutliche assoziierte Bewegungen, darunter Streckung der Arme, Handgelenke und Finger sowie mimische Beteiligung und Zungenbewegungen. Ab 5 Jahren beschränkt sich die assoziierte Aktivität auf eine Extension der Handgelenke und Finger. Nach Beginn der Pubertät treten keine assoziierten Bewegungen mehr auf (Largo et al. 2001 b).

6.4.3 Dokumentation

Dieser Test wird nach 2 Aspekten beurteilt: Durchführung und assoziierte Bewegungen.

1) Der Zehenspitzengang wird folgendermaßen bewertet:
   0 = typisch/altersentsprechende Durchführung
   1 = leicht atypisch, Schwierigkeiten bei der Durchführung r, l, r & l
   2 = eindeutig atypisch/kann nicht auf Zehenspitzen gehen r, l, r & l
2) Assoziierte Bewegungen werden folgendermaßen bewertet:
   0 = keine assoziierten Bewegungen erkennbar
   1 = assoziierte Bewegungen, Durchführung altersentsprechend r, l, r & l
   2 = assoziierte Bewegungen, mehr als für das Alter zulässig r, l, r & l

6.4.4 Interpretation

Eine schlechte Leistung kann auf eine Hypotonie der Flexoren, eine sehr gute Leistung auf eine Hypertonie der Extensoren zurückzuführen sein. Asymmetrien können auf eine unilaterale Bewegungsstörung hinweisen; hier ist nach Ausschluss von Fußdeformitäten oder anderen nichtneurologischen Ursachen eine sorgfältige Untersuchung nötig. Eine leichte unilaterale Bewegungsstörung kann sich bereits beim Zehen- oder Fersengang zeigen, bevor sie im Gangbild oder bei der Untersuchung auf Widerstand gegen passive und aktive Bewegungen auffällt. Unilaterale Befunde lassen sich meist durch die Beurteilung der Haltung im Sitzen und Stehen bestätigen sowie durch die Haltung von Beinen und Füßen, wenn das Kind auf dem Bauch oder Rücken liegt. Beidseitige Fußdeformitäten können die Durchführung beeinträchtigen.

6.5   Fersengang

6.5.1   Durchführung (▶ Abb. 6.3)

Das Kind wird aufgefordert, ungefähr 20 Schritte auf den Fersen hin und her zu gehen.

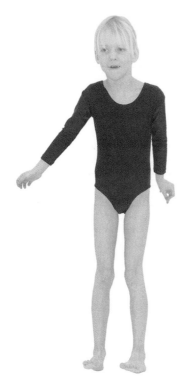

Abb. 6.3: Ein 7-jähriges Mädchen beim Fersengang mit assoziierten Bewegungen im Gesicht und an den Armen.

6.5.2   Alter

Kinder über 3 Jahren sollten auf den Fersen gehen können.

Altersabhängige Änderungen der assoziierten Bewegungen

Assoziierte Bewegungen beim Fersengang treten mit großen interindividuellen Unterschieden auf. Normalerweise zeigen 4- und 5-Jährige deutliche assoziierte Bewegungen wie Schulterabduktion, ausgeprägte Flexion der Ellenbogen in Kombination mit Hyperextension der Handgelenke sowie deutliche assoziierte Bewegungen von Gesicht und Zunge. Die assoziierten Bewegungen werden mit dem Alter weniger (Largo et al. 2001 b). Normalerweise lässt sich bei 6- bis 7-jährigen Kindern eine geringe Schulterabduktion beobachten, eine Ellenbogenflexion von nicht mehr als 90°, eine Überstreckung der Handgelenke und geringfügige assoziierte Bewegungen des Gesichts.

Assoziierte Bewegungen zeigen sich bei Kindern über 8 Jahren nur noch als schwache Ellenbogenflexion und leichte Überstreckung der Handgelenke und verlieren sich meist, jedoch nicht immer, nach Beginn der Pubertät (Largo et al. 2001 b).

Die Tatsache, dass assoziierte Bewegungen beim Fersengang deutlicher und länger zu beobachten sind als beim Zehenspitzengang, macht den unterschiedlichen Schwierigkeitsgrad der Aufgaben deutlich (Wolff et al. 1983). Assoziierte Bewegungen treten besonders bei schwierigen und komplexen Aufgaben auf (Largo et al. 2001 b).

6.5.3 Dokumentation

Dieser Test wird nach zwei Aspekten beurteilt: Durchführung und assoziierte Bewegungen. Bei der typischen Durchführung kann das Kind mindestens 15 Schritte auf den Fersen gehen und hebt dabei den Vorfuß und die seitlichen Partien vom Boden ab.

1) Der Fersengang wird folgendermaßen bewertet:
   0 = typisch, altersentsprechende Durchführung
   1 = leicht atypisch, Schwierigkeiten bei der Durchführung r, l, r & l
   2 = eindeutig atypisch, kann nicht auf den Fersen gehen r, l, r & l
2) Die assoziierten Bewegungen werden folgendermaßen bewertet:
   0 = keine assoziierten Bewegungen erkennbar
   1 = assoziierte Bewegungen erkennbar, Durchführung altersentsprechend
   2 = assoziierte Bewegungen erkennbar, mehr als für das Alter üblich

6.5.4 Interpretation

Üblicherweise sind unzureichende Leistungen durch eine Hypotonie der Unterschenkelmuskulatur oder durch eine Parese bedingt. Es muss hier jedoch betont werden, dass eine Parese der Mm. peronei auftreten kann, ohne dass andere Muskeln in gleichem Ausmaß betroffen sind. Das Kind wird dann mehr auf dem äußeren Fußrand als auf den Fersen gehen oder es wird, in leichteren Fällen, nur am Anfang auf den Fersen und danach mit innenrotierten Füßen gehen. Ähnliche Befunde, jedoch ohne Zeichen einer Muskellähmung, zeigen oft leicht hypotone Kinder, die beim normalen Gehen die Innenseite des Fußes belasten. Nichthypotone Kinder, die auf der Innenseite gehen (hauptsächlich Unter-6-Jährige), haben gewöhnlich einen unauffälligen Fersengang. Wie bereits im Abschnitt zum Zehengang festgestellt wurde, ist eine leichte unilaterale Cerebralparese durch die genaue Beurteilung der Symmetrie beim Fersengang erkennbar. Natürlich wird der Befund durch jede Fußdeformität beeinflusst. Asymmetrien können auf unilaterale Bewegungsstörungen oder auf nichtneurologische Ursachen zurückgehen (z. B. einseitige Fußdeformität, Gelenkbefunde).

Eine schlechte Leistung beim Fersengang ist häufiger mit Defiziten in der Feinmotorik oder der Koordination als mit einer milden Dysregulation des Muskeltonus assoziiert (persönliche Beobachtung). Diese Assoziation mit Feinmotorik- und Koordinationsdefiziten spiegelt den weitreichenden Einfluss der supraspinalen Kontrolle auf die Dorsalextensoren beim Fersengang wider. Die supraspinale Kontrolle ist bei den Dorsalextensoren größer als bei den Plantarflexoren, die man beim Zehenspitzengang benötigt (Dietz 1992; Hadders-Algra 1998). Die Annahme, dass die Fähigkeit, auf den Fersen zu gehen, von einer supraspinalen Integrität abhängt, wird durch die Ergebnisse von Olsén et al. (1997) gestützt, wonach schlechte Leistungen beim Fersengang mit Auffälligkeiten in der periventrikulären weißen Substanz assoziiert sind.

6.6   Einbeinstand (Co)

6.6.1   Durchführung (▶ Abb. 6.4)

Das Kind wird aufgefordert, so lange wie möglich auf einem Bein zu stehen. Die Untersucherin zählt die Sekunden laut mit und sagt dem Kind nach 20 Sekunden, dass es die Aufgabe geschafft hat. Wenn das Kind die Aufgabe nach weniger als 20 Sekunden beendet, darf es die Aufgabe noch ein- oder zweimal wiederholen. Das beste Ergebnis wird notiert. Jedes Bein wird abwechselnd getestet und dem Kind wird freigestellt, mit welchem Bein es beginnen will.

6.6.2   Alter

Die Fähigkeit, auf einem Bein zu stehen, entwickelt sich ziemlich unmittelbar und verbessert sich dann schnell (Sutherland et al. 1988). Als Minimalkriterien für den typischen Befund gelten: Mit 4 Jahren sollte das Kind auf seinem bevorzugten Bein mindestens 3 Sekunden stehen können. Um den 5. Geburtstag sollten 5 Sekunden möglich sein. Mit 5 ½ Jahren können die meisten Kinder 10–13 Sekunden (sowohl auf dem nichtbevorzugten als auch auf dem bevorzugten Bein), mit 6 Jahren schon 13–16 Sekunden und mit 7 Jahren länger als 20 Sekunden auf einem Bein stehen. Anfangs brauchen die Kinder noch den ganzen Körper, um die Balance zu halten; diese Balance-Bewegungen verlieren sich mit der Zeit. Bei Kindern über 10 Jahren sollten Flexionen der Zehen und das Hin- und Herschwingen von Körper und Armen nicht mehr auftreten.

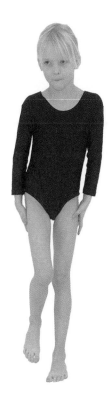

Abb.6.4: Einbeinstand: Es werden keine Anweisungen gegeben, wie die Arme oder Beine gehalten werden sollen.

6.6.3   Dokumentation

Der Befund wird für jedes Bein gesondert notiert, jeweils im Hinblick auf die Dauer in Sekunden und die Qualität der Motorik, wie Auftreten von Zehenflexion (ja/nein), Schwingbewegungen des Körpers und der Arme (ja/nein). Es wird folgendermaßen bewertet:

   0 = typisch, altersentsprechend
   1 = leicht atypisch
   2 = eindeutig atypisch; große Schwierigkeiten bei der Durchführung

Der leicht atypische Befund besagt, dass das Kind die Aufgabe zwar ausführen kann, die Leistung aber nicht altersentsprechend ist. Bei der jüngsten Altersgruppe bedeutet dies, dass das Kind nicht lange genug auf einem Bein stehen kann. Bei Kindern über 10 Jahren kann es auch heißen, dass noch Zehenflexion und Ruderbewegungen auftreten.

Die Bewertung »eindeutig atypisch« wird erst ab dem 7. Lebensjahr vergeben, also ab dem Alter, bei dem 20 Sekunden normalerweise erreicht werden. »Eindeutig atypisch« bedeutet, dass das Kind nicht länger als 1–2 Sekunden auf einem Bein stehen kann.

6.6.4   Interpretation

Beim Einbeinstand werden Gleichgewicht und Körperkoordination beurteilt. Deren langdauernde Entwicklung spiegelt die Komplexität der Mechanismen, die an der Haltungskontrolle beteiligt sind, wider (Hadders-Algra und Brogren Carlberg 2008).

Unzureichende Leistungen sind meist mit Koordinationsproblemen oder Schwierigkeiten bei der Regulation des Muskeltonus und dem Auftreten unwillkürlicher Bewegungen assoziiert. So können Kinder etwa durch plötzliche proximale choreatiforme Bewegungen fast aus dem Gleichgewicht geraten, wodurch die Leistungen beeinträchtigt werden.

Typischerweise sind die Leistungen auf dem einen Bein besser als auf dem anderen. Asymmetrien sollten daher sehr vorsichtig interpretiert werden. Eine extreme Asymmetrie kann auf eine unilaterale Bewegungsstörung hinweisen, allerdings sollten dann weitere neurologische Symptome mit analoger Verteilung erkennbar sein.

6.7   Einbeinhüpfen (Co)

6.7.1   Durchführung

Das Kind wird aufgefordert, auf jedem Bein mindestens 20-mal zu hüpfen, wobei es ihm freigestellt ist, mit welchem Bein es beginnt. Es sollte möglichst auf der Stelle hüpfen. Kinder unter 9 Jahren schaffen das häufig noch nicht und dürfen vorwärts hüpfen. Das Kind wird aufgefordert, auf den Zehen und nicht auf dem ganzen Fuß zu hüpfen. Hüpfen auf dem ganzen Fuß kann man sowohl hören als auch sehen.

6.7.2   Alter

Die Entwicklung dieser motorischen Funktion beginnt unmittelbar und verläuft schnell. Als Minimalkriterien für einen unauffälligen Befund gelten: 4-jährige Kinder können auf dem bevorzugten Bein (nur auf diesem) 3-mal hüpfen. Sowohl auf dem bevorzugten als auch auf dem nichtbevorzugten Bein sollten 5-Jährige 3–5-mal, 5½- bis 6-Jährige 10–13-mal hüpfen können. Mit 6½–7 Jahren sollten Kinder 20-mal auf jedem Bein hüpfen können. Eine weitere Verbesserung des Hüpfens zeigt sich darin, dass Kinder ab 9 Jahren zunehmend auf der Stelle und auf den Zehen hüpfen können. Dies schaffen Kinder meist erst mit Beginn der Pubertät. Bei den 10–12-Jährigen können 60–80 % der Kinder auf den Zehen hüpfen.

6.7.3   Dokumentation

Die Leistung wird für jeden Fuß gesondert bewertet. Die Untersucherin notiert die Anzahl der Hüpfer – maximal 20 – und ob das Kind auf der Stelle (ja/nein) und auf den Zehen (ja/nein) hüpfen kann. Es wird folgendermaßen bewertet:

0 = typisch, altersentsprechend
1 = leicht atypisch
2 = eindeutig atypisch, große Schwierigkeiten bei der Durchführung

Beim leicht atypischen Befund kann das Kind die Aufgabe zwar ausführen, aber das Ergebnis ist nicht altersentsprechend. Das bedeutet in der jüngsten Altersgruppe ein Zuwenig an Hüpfern und bei Kindern über 9 Jahren eventuell die Unfähigkeit, auf der Stelle zu hüpfen.

Die Beurteilung »eindeutig atypisch« wird erst ab 7 Jahren, wenn das Kind 20-mal hüpfen können sollte, vergeben. »Eindeutig atypisch« bedeutet, dass das Kind nicht in der Lage ist, mehr als zweimal zu hüpfen.

6.7.4 Interpretation

Über das Einbeinhüpfen werden die dynamische Balance und die Körperkoordination evaluiert (Roberton und Halverson 1988). Unzureichende Leistungen können bei Vorliegen von Koordinationsproblemen oder einer Muskeldysfunktion auftreten. Interessanterweise haben Kinder mit einer solchen Dysfunktion häufiger Probleme, auf einem Bein zu stehen, als bei dem dynamischen Test des Hüpfens. Bei älteren Kindern, die auf dem ganzen Fuß hüpfen, liegt meist eine Hypotonie vor.

Geringfügige Asymmetrien gehören zur normalen Entwicklung. Das bedeutet, dass asymmetrische Leistungen sehr vorsichtig interpretiert werden sollten. Je größer der Unterschied zwischen rechts und links ist, desto größer ist auch die Wahrscheinlichkeit, dass eine unilaterale Bewegungsstörung zugrunde liegt. Eine solche Symptomatik müsste durch weitere neurologische Befunde bestätigt werden.

7 Untersuchung des Kindes im Liegen

Das Kind wird aufgefordert, sich auf den Rücken zu legen, beide Armen liegen an den Seiten. Es kann sich entweder auf den Boden, auf eine Matte oder die Untersuchungsliege legen. In dieser Position wird der Knie-Hacken-Versuch durchgeführt. Danach wird das Kind aufgefordert aufzustehen.

Die Untersucherin beobachtet die Qualität von Haltung und Bewegungen beim Hinlegen und Aufstehen. Beim Aufrichten sollte vor allem auf das Gower-Phänomen geachtet werden, ein »Hochklettern an den Beinen«, das ein Zeichen für eine Schwäche der Muskeln am Rumpf, proximal an den unteren Extremitäten ist. Das Gower-Phänomen kann das erste Symptom einer Muskeldystrophie Duchenne sein.

Wenn in der Untersuchung weitere verdächtige Befunde der Muskeltonusregulation, der Muskelkraft im Beckengürtel oder des Bewegungsradius der Hüftgelenke auffallen, sollten diese spezifischen Punkte in liegender Position, evtl. auf der Untersuchungsliege, untersucht werden.

7.1 Knie-Hacken-Versuch (Co)

7.1.1 Durchführung (▶ Abb. 7.1)

Das Kind liegt auf dem Rücken und wird aufgefordert, die Ferse des einen Fußes auf das Knie des anderen Beins zu legen und dort zu belassen. Nach wenigen Sekunden soll es dann die Ferse zum Fuß hin bewegen, ohne den Kontakt zum Bein zu verlieren. Die Anweisung wird verständlicher, wenn die Untersucherin beim ersten Versuch mit ihrer Hand die Bewegung führt (▶ Abb. 7.1 a und b). Das Kind soll dabei die Ferse so genau wie möglich auflegen und sorgfältig am Schienbein entlangfahren. Dabei darf es den Kopf nicht anheben, d. h. der Test soll ohne visuelle Kontrolle erfolgen. Der Test wird für jedes Bein dreimal ausgeführt. Es ist empfehlenswert beim Test laut mitzuzählen und ihn mit Worten zu begleiten. Damit lässt sich der Tendenz der Kinder vorbeugen, den Test zu hastig und somit ungenau auszuführen. Wenn das Kind den Test so abwandelt, dass es mit der Ferse das Bein hinauf- und hinabgleitet, wird es daran erinnert, dass der Fuß zu Beginn auf dem Boden liegen, dann von dieser Position durch die Luft »fliegen« und genau auf dem Knie landen soll.

7.1.2 Alter

Bei klaren Anweisungen ist der Test für Kinder ab 5 Jahren durchführbar. 5-Jährige brauchen aber sehr genaue Instruktionen und haben Schwierigkei-

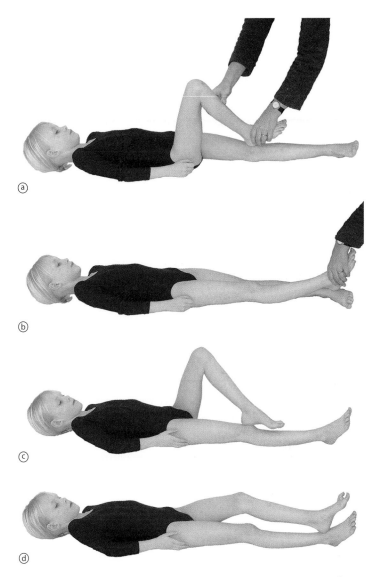

Abb. 7.1: Knie-Hacken-Versuch in Rückenlage: Während der Anleitung wird die Übung auch demonstriert. Die Untersucherin legt den Fuß des Kindes auf dessen kontralaterales Knie **(a)** und bewegt den Fuß am Unterschenkel langsam in Fußrichtung **(b)**. Danach führt das Kind die Übung allein aus, dreimal mit jedem Bein **(c, d)**. Zwischen den Durchgängen sollte das getestete Bein in die Ausgangsstellung zurückkehren; es sollte nicht auf dem Unterschenkel hinauf und hinunter bewegt werden.

ten, den Fuß genau auf dem Knie zu platzieren und eine flüssige und gleichmäßige Gleitbewegung des Fußes auszuführen.

7.1.3   Dokumentation

Die Beurteilung erfolgt im Hinblick auf die Genauigkeit der Fußplatzierung und die Genauigkeit und Flüssigkeit der Gleitbewegung. Jeder Fuß wird einzeln untersucht.

1) Genaues Aufsetzen wird folgendermaßen bewertet:
   0 = normal, altersentsprechende Durchführung
   1 = leicht atypisch
   2 = eindeutig atypisch, große Schwierigkeiten bei der Durchführung
2) Gleitbewegung mit der Ferse wird folgendermaßen bewertet:
   0 = normal, altersentsprechende Durchführung
   1 = leicht atypisch
   2 = eindeutig atypisch, große Schwierigkeiten bei der Durchführung

Jede Asymmetrie wird notiert. Unter den leicht atypischen Befund fallen 1–2 Fehlplatzierungen der Ferse oder 1–2-maliges Abrutschen beim Entlanggleiten. Beim eindeutig atypischen Befund kann die Ferse nicht genau aufgesetzt werden, sie rutscht mehrmals ab oder verliert den Kontakt zum Schienbein.

7.1.4   Interpretation

Mit diesem Test wird die Koordination der Beine untersucht, bei der cerebelläre und propriozeptive Funktionen eine Rolle spielen. Selbstverständlich wird die Leistung auch durch eine muskuläre Schwäche, eine Hypo- oder Hypertonie sowie durch Hüft- oder Skelettanomalien beeinträchtigt.

Bei schwerer Ataxie ist ein eindeutiger Intentionstremor typisch. Dieser Befund liegt jedoch außerhalb des Themenkreises dieses Buchs.

8 Untersuchung des Kindes im Sitzen: Teil 2

Das Kind wird aufgefordert, sich wieder auf den Tisch zu setzen.

8.1 Untersuchung der sensorischen Verarbeitung

Wie schon in Kapitel 3 erwähnt, sind die Tests auf Zwei-Punkt-Diskrimination, auf Berührungsempfinden (getestet mit einem Baumwollbausch) und auf Schmerz- und Temperaturempfinden bei der neurologischen Untersuchung von Kindern mit Verdacht auf MND wenig nützlich, da sie oft nur eine geringe Reliabilität haben. Dennoch können bei der regulären Untersuchung einige allgemeine Beobachtungen zu den sensorischen Funktionen des Kindes gemacht werden. Die Untersucherin kann feststellen, ob eine erhöhte Berührungssensibilität vorliegt.

8.2 Graphästhesie/Schrifterkennen (S)

8.2.1 Durchführung (▶ Abb. 8.1)

Die Untersucherin zeichnet mit ihrem Finger ein Kreuz oder einen Kreis in die Handinnenfläche des Kindes und erklärt dem Kind, dass sie weitere Kreuze

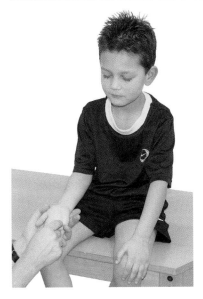

Abb. 8.1: Graphästhesie: Die Untersucherin malt ein Kreuz oder einen Kreis in die Handinnenfläche des Kindes. Seine Augen sind geschlossen, während Kreise und Kreuze in zufälliger Reihenfolge gemalt werden.

und Kreise malen werde und das Kind erkennen solle, was sie malt. Das Kind wird gebeten, die Augen zu schließen. Die Untersucherin malt eine Figur und bittet das Kind zu sagen, was sie gemalt hat. An jeder Hand werden fünf Figuren in zufälliger Reihenfolge geprüft. Der Test sollte in einem Durchgang ohne Pausen durchgeführt werden; so ist eine optimale Mitarbeit des Kindes erreichbar und es schweift nicht ab. Wenn die Untersucherin Zweifel hat, ob das Ergebnis deshalb schlecht ausfällt, weil das Kind unaufmerksam ist oder weil es Schwierigkeiten bei der sensorischen Informationsverarbeitung hat, sollten einige zusätzliche Versuche durchgeführt werden.

8.2.2   Alter

Der Test ist für Kinder ab 5 Jahren geeignet, vorausgesetzt er wird spielerisch und genau durchgeführt.

8.2.3   Dokumentation

Es wird folgendermaßen bewertet:
0 = typisch
1 = atypisch: r, l, r & l

8.2.4   Interpretation

Schlechte Leistungen beim Test auf Schrifterkennen können periphere oder zentrale Ursachen haben: Besonders der parietale Cortex ist beteiligt.

8.3   Kinästhesie/Bewegungsempfinden (S)

8.3.1   Durchführung (▶ Abb. 8.2)

Die Beurteilung der Kinästhesie wird an beiden Händen und Füßen getestet. Die Untersuchung beginnt an den Händen. Die Untersucherin nimmt den Zeigefinger des Kindes zwischen ihren Daumen und Zeigefinger. Dabei sollte sie darauf achten, dass sie die Finger des Kindes nur an den Seiten berührt, um zusätzliche Drucksignale zu vermeiden. Die Untersucherin bewegt den Finger des Kindes im Metacarpophalangealgelenk hin und her, während Hand und Arm des Kindes ruhig bleiben. Die Untersucherin erklärt, dies nenne man »Bewegung«. Als nächstes hält sie den Finger des Kindes ruhig und erklärt, das nenne man »Ruhe«. Sie erklärt weiter, dass nun »Bewegungen« und »Ruhe« aufeinander folgen werden und das Kind mit geschlossenen Augen fühlen solle, was passiere. An jeder Hand werden fünf Versuche in zufälliger Reihenfolge durchgeführt.

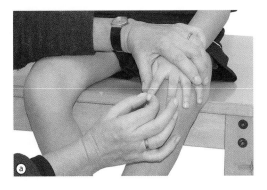

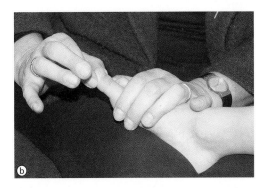

Abb. 8.2: Ausgangsposition für die Kinästhesie. **a)** Hand: Die Untersucherin nimmt den Zeigefinger des Kindes zwischen ihren Daumen und Zeigefinger und bewegt ihn am Metacarpophalangealgelenk. Die obere Extremität bleibt ansonsten ruhig liegen, was dadurch erreicht werden kann, dass die Hand des Kindes auf sein Knie gelegt wird. **b)** Fuß: Die Untersucherin nimmt die Großzehe des Kindes zwischen ihren Daumen und Zeigefinger und bewegt sie am Metatarsophalangealgelenk hin und her. Damit der übrige Fuß so ruhig wie möglich gehalten wird, kann der Fuß auf den Schoß der Untersucherin gelegt werden.

Dann folgt die Untersuchung des Fußes. Die Untersucherin sitzt vor dem Kind auf einem Stuhl, der Fuß des Kindes auf ihrem Schoß. Sie nimmt den großen Zeh des Kindes zwischen ihren Daumen und Zeigefinger und achtet darauf, dass sie nur die Seiten des Zehs berührt und dass der Fuß und das Bein ansonsten ruhig bleiben, während sie den Zeh bewegt. Das weitere Vorgehen entspricht dem bei der Testung der Hände. Jeder Fuß wird einzeln in einer zufälligen Reihenfolge von jeweils fünf Versuchen getestet.

Ähnlich wie bei der Prüfung der Graphästhesie lässt sich die optimale Mitarbeit des Kindes erreichen, indem die Untersuchung in einem Durchgang ohne Pausen erfolgt, sodass die Aufmerksamkeit des Kindes nicht abschweift. Wenn die Untersucherin Zweifel hat, ob das Ergebnis schlecht ausfällt, weil das Kind unaufmerksam ist oder weil es Schwierigkeiten bei der sensorischen Informationsverarbeitung hat, sollten einige zusätzliche Versuche durchgeführt werden.

8.3.2 Alter

Der Test ist für Kinder ab 5 Jahren geeignet, vorausgesetzt er wird spielerisch und genau durchgeführt.

8.3.3 Dokumentation

Es wird folgendermaßen bewertet:
0 = typisch
1 = atypisch: r, l, r & l

8.3.4 Interpretation

Schlechte Leistungen können periphere oder zentrale Ursachen haben. Studien konnten mit Hilfe der funktionellen Bildgebung nachweisen, dass besonders die frontalen motorischen und die parietalen primär und sekundär sensorischen corticalen Regionen bei der Wahrnehmung passiver Bewegungen beteiligt sind (Radovanovic et al. 2002; Kavounoudias et al. 2008).

8.4 Lagesinn (S)

8.4.1 Durchführung

Der Lagesinn wird an beiden Händen und Füßen geprüft. Die Untersuchung beginnt an den Händen. Das Vorgehen entspricht größtenteils dem bei der Untersuchung der Kinästhesie (▶ Abb. 8.2) beschriebenen. Die Untersucherin nimmt den Zeigefinger des Kindes zwischen ihren Daumen und Zeigefinger. Sie sollte darauf achten, dass sie den Finger des Kindes nur seitlich berührt, um zusätzliche Drucksignale zu vermeiden. Die Untersucherin bewegt den Finger des Kindes im Metacarpophalangealgelenk hin und her, während Hand und Arm des Kindes ruhig bleiben. Dann hält sie den Finger in einer extremen Stellung und erklärt dem Kind, dass der Finger jetzt »zu Dir« (= nach »oben«) zeige (oder je nach dem worauf der Finger eben zeigt). Eine andere extreme Stellung wird nach demselben Schema benannt (»unten«). Es wird weiter erklärt, dass das Kind nachfolgend mit geschlossenen Augen fühlen solle, in welche Richtung sein Finger jeweils zeige. Jede Hand wird in einer zufälligen Reihenfolge von jeweils fünf Versuchen getestet.

Dann folgt die Untersuchung an den Füßen. Die Untersucherin sitzt auf einem Stuhl vor dem Kind und hat einen Fuß des Kindes auf ihrem Schoß. Sie nimmt seinen Großzeh zwischen ihren Daumen und Zeigefinger und achtet darauf, dass diese nur seitlich berührt wird und der restliche Fuß und das Bein ruhig bleiben, während sie den Zeh des Kindes bewegt. Die weiteren Untersuchungsschritte ähneln denen, die bei der Testung der Hand beschrieben wurden. Jeder Fuß wird einzeln in zufälliger Reihenfolge von jeweils fünf Versuchen getestet.

Ähnlich wie bei der Prüfung der anderen sensorischen Modalitäten lässt sich eine optimale Mitarbeit des Kindes erzielen, indem die Untersuchung in einem Durchgang ohne Pausen erfolgt, sodass das Kind nicht abschweift. Wenn die Untersucherin Zweifel hat, ob das Ergebnis schlecht ausfällt, weil das Kind unaufmerksam ist oder weil es Schwierigkeiten bei der sensorischen Informationsverarbeitung hat, sollten einige zusätzliche Versuche durchgeführt werden.

8.4.2   Alter

Der Test ist für Kinder ab 5 Jahren geeignet, vorausgesetzt er wird spielerisch und genau durchgeführt.

8.4.3   Dokumentation

Es wird folgendermaßen bewertet:
  0 = typisch
  1 = atypisch: r, l, r & l

8.4.4   Interpretation

Schlechte Ergebnisse können periphere oder zentrale, besonders parietale Ursachen haben.

8.5   Mimik (HN)

8.5.1   Durchführung (▸ Abb. 8.3)

Die Untersucherin beobachtet die Gesichtsmuskulatur des Kindes in Ruhe und anschließend bei willkürlichen und emotionalen Bewegungen. Hierfür wird das Kind aufgefordert, die Zähne zu zeigen, die Stirn zu runzeln, die Wangen aufzublasen, zu pfeifen und die Augen fest zu schließen.

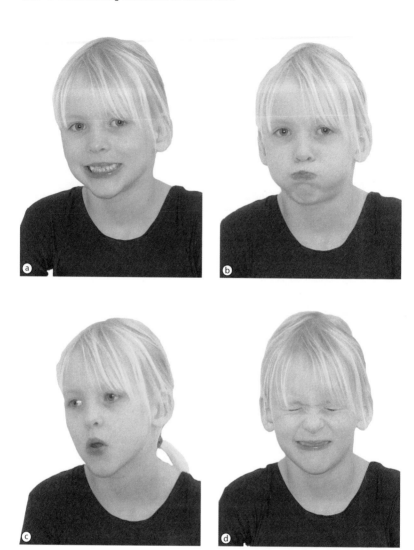

Abb. 8.3: Bewegungen des Gesichts bei den Aufforderungen **a)** »zeige die Zähne«, **b)** »blase die Wangen auf«, **c)** »pfeif mal«, **d)** »schließe die Augen ganz fest«. Es wird insbesondere auf die Symmetrie der Bewegung geachtet.

8.5.2 Alter

Der Test eignet sich für Kinder ab 4 Jahren, vorausgesetzt die Aufgabenstellung erfolgt spielerisch. Kinder unter 9 Jahren haben häufig Probleme einen Pfeifton zu erzeugen. Sie können jedoch ein »pfeifendes Gesicht« darstellen.

8.5.3 Dokumentation

Es wird folgendermaßen bewertet:
0 = typisch
1 = atypisch: r, l, r & l

8.5.4 Interpretation

Eine eindeutige periphere Facialisparese zeigt sich in einer Asymmetrie der oberen und unteren Gesichtshälfte, wohingegen eine supranukleäre Läsion anhand einer gleichseitigen Asymmetrie, insbesondere der unteren Gesichtshälfte, zu erkennen ist. In diesen Fällen dürfte die faciale Muskulatur bei emotional bedingten Bewegungen nur relativ wenig beeinträchtigt sein. Eine nukleäre oder periphere Schädigung ist jedoch immer zu erkennen.

Es ist oft schwierig, eine neuromuskulär bedingte Symmetrie/Asymmetrie der Gesichtsmuskulatur zu beurteilen, da viele Kinder eine leichte Schädel- oder Gesichtsasymmetrie haben. Manchmal müssen der Abstand zwischen dem lateralen Augenwinkel und dem Mundwinkel und der Abstand zwischen Ohr und Mundwinkel auf jeder Gesichtsseite gemessen werden. Man sollte den Kopf des Kindes auch immer von oben ansehen, um so eine Plagiocephalie zu erkennen, welche die Symmetrie des gesamten Gesichts beeinflussen kann. Ab 4 Jahren entwickeln einige Kinder habituelle, oft asymmetrische Gesichtszüge, die keinerlei neurologische Bedeutung haben.

8.6 Augen

8.6.1 Sehschärfe (S)

Es wird darauf geachtet, ob das Kind eine Brille trägt. Bewertet wird folgendermaßen:
0 = keine Brillenkorrektur
1 = Brille mit Plus-Gläsern (Hyperopie, Dioptrien angeben)
2 = Brille mit Minus-Gläsern (Myopie, Dioptrien angeben)

Interpretation

Refraktionsfehler wie Strabismus sind häufig bei Kindern mit einer komplizierten Perinatalanamnese, wie z. B. Frühgeburtlichkeit (O'Connor und Fielder 2007; Evensen et al. 2009). Deutliche neurologische Beeinträchtigungen wie Cerebralparesen treten oft zusammen mit Kurzsichtigkeit, Weitsichtigkeit und Astigmatismus auf (Mackie et al. 1998). Die Assoziation neurologischer Störungen mit Refraktionsfehlern stützt die Vorstellung, dass zentrale visuelle Feedback-Mechanismen beim Wachstum der Augen eine Rolle spielen (Flitcroft et al. 2005).

8.6.2 Augenstellung (HN)

Durchführung

Die Untersucherin sollte auf einen Strabismus concomitans oder incomitans achten. Ein leichtes Schielen lässt sich erkennen, indem die Symmetrie des Lichtreflexes auf der Cornea (Cornealreflexion) geprüft wird. Zum Nachweis eines latenten Strabismus oder einer Heterophorie kann der sogenannte Abdecktest angewandt werden. Während das Kind einen entfernten Gegenstand fixiert (der keine Konvergenz erfordert), wird jedes Auge im Wechsel abgedeckt. Bei dem nicht abgedeckten Auge lässt sich unmittelbar nach dem Abdecken des anderen Auges eine leichte Bewegung beobachten. Noch häufiger tritt diese Bewegung am abgedeckten Auge auf, wenn es wieder aufgedeckt wird. Am besten lassen sich diese Bewegungen bei der Prüfung der Cornealreflexion erkennen. Der Abdecktest basiert auf der Tatsache, dass bei einer Heterophorie zur Vermeidung einer Diplopie auch dann eine Aktivität der externen Augenmuskulatur erforderlich ist, wenn die Augen »ruhen«. Diese Notwendigkeit besteht nicht mehr, wenn ein Auge abgedeckt wird und die Augenmuskeln entspannt sind. Sobald die Abdeckung entfernt wird, ist wieder eine mehr oder weniger ausgeprägte Kontraktion der Augenmuskeln erforderlich, die als leichte Augenbewegung sichtbar wird. Das Auge, das sich bewegt, ist das Auge mit der Heterophorie. Ein latenter Strabismus ist häufig und wird deutlicher, wenn das Kind müde ist. Deshalb müssen bei der Prüfung die Tageszeit und die vorangegangenen Aktivitäten berücksichtigt werden.

Das Abweichen des Auges nach temporal wird Exophorie genannt, das Abweichen nach nasal Esophorie, das Abweichen nach oben Hyperphorie und das Abweichen nach unten Hypophorie. Wenn die Augenmuskeln nicht in der Lage sind, die Sehachse auf einem Punkt zu vereinigen, liegt ein Schielen oder Strabismus vor (beziehungsweise Exotropie, Esotropie, Hypertropie oder Hypotropie). Die einzige Möglichkeit für das Gehirn, eine Diplopie zu vermeiden, besteht darin, ein Bild zu unterdrücken; dies führt zu einer Minderung der Sehkraft auf dem schielenden Auge.

Alter

Die Augenstellung kann von früher Kindheit an untersucht werden.

Dokumentation

Es ist darauf zu achten, ob eine Heterophorie oder ein Strabismus concomitans oder incomitans vorliegt. Bei einem positiven Befund sollten das betroffene Auge und die Art der Heterophorie oder des Schielens beschrieben werden. Beim Strabismus incomitans sollten die betroffenen Augenmuskeln identifiziert werden, die man am besten erkennt, wenn man das Kind beim Verfolgen eines Objekts in seinem Gesichtsfeld beobachtet. Dies sollte folgendermaßen bewertet werden:

0 = typisch
1 = Heterophorie: r, l, r & l
2 = Strabismus convergens: r, l, r & l
3 = sonstige Auffälligkeiten

Interpretation

Das Erkennen einer Heterophorie ist außerordentlich wichtig, weil diese die Fähigkeit des Kindes für das Arbeiten in der Nähe, wie Lesen, Zeichnen, Malen und Schreiben, beeinträchtigen kann. Die dazu benötigte muskuläre Anspannung führt bei Heterophorie nämlich rasch zur Ermüdung. Die genaue Einschätzung der Sehkraft ist wesentlich bei der Frage, wie ausgeprägt die Sehminderung eines Auges als Folge eines manifesten Strabismus ist. Die Sehminderung betrifft meist ein Auge und tritt besonders bei Kindern über 5 Jahren auf. Bei 3- oder 4-jährigen Kindern ist eine Amblyopie ex Anopsie (Amblyopie durch Stimulusdeprivation) jedoch nicht zwingend, da die Kinder häufig beide Augen alternierend benutzen (d. h. alternierendes monokulares Sehen).

Beim echten Strabismus concomitans sollte der Winkel zwischen beiden Sehachsen bei allen Augenbewegungen gleich bleiben (was allerdings nicht immer der Fall ist). Ein Begleitschielen kann durch periphere (optische) oder zentrale Ursachen bedingt sein. Oft, insbesondere beim kongenitalen Strabismus, bleibt die Ursache ungeklärt. Häufig liegt ein hereditärer Faktor vor, allerdings finden sich auch oft perinatale Auffälligkeiten und Frühgeburtlichkeit.

Beim Strabismus incomitans ändert sich der Winkel zwischen den Sehachsen in Abhängigkeit von der Blickrichtung. Bei milder Ausprägung kann der Strabismus beim Blicken in die eine Richtung völlig verschwinden und bei entgegengesetzter Blickrichtung maximal sein. So ist er beispielsweise bei einer (milden) linksseitigen Abducensparese (VI. Hirnnerv) beim Blick nach links, d. h. zur Seite des paretischen Muskels, nur minimal oder sogar überhaupt nicht nachweisbar. Ein Strabismus incomitans kann auf Paresen verschiedener Ätiologien zurückgehen (z. B. kongenitale oder traumatische Faktoren, Erkrankungen der Orbita, Intoxikationen, Infektionskrankheiten, Erkrankungen des Zentralnervensystems oder der Augenmuskeln). Eine im Allgemeinen gutartige und oft passagere Parese des VI. Hirnnervs kann einige Wochen nach einer Otitis media oder nach einem Infekt der oberen Luftwege auftreten. Eine längerdauernde Parese der Augenmuskeln kann eventuell zu einem Strabismus concomitans führen.

Bei jedem atypischen Befund der Augen ist eine ophthalmologische (Mit-) Beurteilung obligat!

8.6.3 Fixation (HN)

Durchführung (▶ Abb. 8.4)

Das Kind wird aufgefordert, einen Gegenstand (z. B. eine Bleistiftspitze, den Griff des Reflexhammers oder eine kleine Figur), der ihm im Abstand von etwa 40 cm vor die Augen gehalten wird, für 15 Sekunden zu fixieren. Dabei werden drei Aspekte berücksichtigt: Abweichung eines oder beider Augen, choreatiforme Bewegungen (d. h. abrupte Bewegungen beider Augen, die unregelmäßig und arrhythmisch auftreten) und manifester Strabismus. Dabei sollte auch auf choreatiforme Bewegungen des Gesichts geachtet werden.

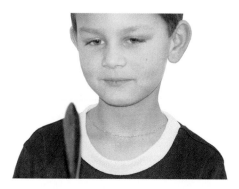

Abb. 8.4: Fixation mit den Augen: Das Kind wird aufgefordert, einen Gegenstand, der in etwa 40 cm Abstand gehalten wird, für 15 Sekunden zu fixieren.

Alter

Die Fixation kann ab dem Säuglingsalter untersucht werden.

Dokumentation

Es wird notiert, ob Blickdeviationen, choreatiforme Bewegungen und Schielen vorliegen oder nicht. Das betroffene Auge, die Richtung der Blickdeviation oder des Schielens werden näher beschrieben. Die abweichenden Augenstellungen werden unter dem Punkt »Position der Augen« dokumentiert.

1) Choreatiforme Bewegungen der Augen (Ch) werden folgendermaßen bewertet:
   0 = keine
   1 = gelegentliche choreatiforme Bewegungen (+)
   2 = häufige choreatiforme Bewegungen (++)
2) Choreatiforme Bewegungen des Gesichts (Ch) werden folgendermaßen bewertet:
   0 = keine
   1 = gelegentliche choreatiforme Bewegungen (+)
   2 = häufige choreatiforme Bewegungen (++)

Interpretation

Ein latenter Strabismus (Heterophorie) oder eine Augenmuskellähmung können ursächlich für eine Blickdeviation bei der Fixation sein (▶ **Kap. 8.6.2**, Test zur Augenstellung). Die Bedeutung der choreatiformen Bewegungen wurde in Kapitel 5 erörtert.

8.6.4   Pupillenreaktionen (HN)

Durchführung (▶ Abb. 8.5)

Erst wird die Pupillengröße beurteilt (in mm geschätzt), dann wird mit einer hellen Lichtquelle von der Seite kommend nur ein Auge beleuchtet und die Reaktion beider Pupillen beobachtet. Indem die Untersucherin ihre Hand zwischen die Augen des Kindes hält, lässt sich am einfachsten verhindern, dass ein direkter Lichtreiz auf das kontralaterale Auge fällt. Der Test wird mit dem anderen Auge wiederholt. Dabei sollte das Licht von außen oder von der Deckenbeleuchtung beide Augen gleichermaßen beleuchten.

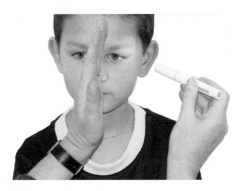

Abb. 8.5: Pupillenreaktionen: Zuerst wird die Größe der Pupille beurteilt, dann die Verengung beider Pupillen, während ein helles Licht nur eine Pupille direkt beleuchtet. Die Untersucherin verhindert mit ihrer Hand, dass Licht direkt auf die kontralaterale Pupille trifft.

Alter

Die Pupillenreaktionen können in jedem Alter untersucht werden.

Dokumentation

Es wird folgendermaßen bewertet:
    0 = typische und symmetrische, direkte und indirekte Reaktionen
    1 = atypisch: r, l, r & l
Pupillenreaktionen können ausbleiben, langsam oder schnell erfolgen. Bei direkter Beleuchtung eines Auges (direkte Reaktion) kontrahiert sich gleichzeitig die kontralaterale Pupille (indirekte Reaktion).

Interpretation

Die Reaktion auf Licht sollte prompt und deutlich erfolgen. Eine ausbleibende Kontraktion der Pupille kann periphere oder zentrale Ursachen haben. Eine negative indirekte Reaktion ist Folge einer einseitigen Blindheit, verursacht durch eine Opticusläsion. Eine schwache und verzögerte Kontraktion kann durch Drogen, Infektionen, postinfektiöse Zustände oder eine unspezifische cerebrale Beeinträchtigung verursacht sein. Für eine ausführliche Diskussion der Pupillenreaktionen wird der Leser auf Lehrbücher der Pädiatrischen Neurologie, der Neuroophthalmologie und der klinischen Neurophysiologie verwiesen.

8.6.5   Blickfolgebewegungen einschließlich Konvergenz (HN)

Durchführung (▶ Abb. 8.6)

Die Untersucherin bewegt vor dem Kind einen kleinen Gegenstand, einen Stift oder den Reflexhammer in mittlerer Geschwindigkeit in horizontaler und vertikaler Richtung hin und her. Dann wird die Konvergenz getestet, indem das Objekt aus einer Entfernung von ungefähr 50 cm zur Nase des Kindes hin bewegt wird.

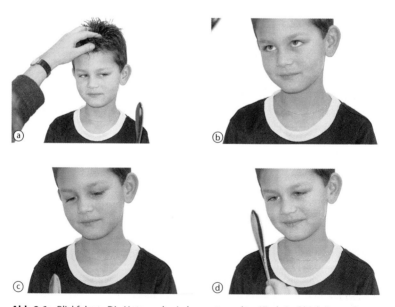

Abb. 8.6: Blickfolgen: Die Untersucherin bewegt vor dem Kind ein Objekt in moderatem Tempo nach **a)** links, rechts (nicht dargestellt), **b)** nach oben, **c)** nach unten und **d)** in Richtung der Nase des Kindes, um die Konvergenz zu prüfen.

Das Kind soll den Gegenstand mit den Augen verfolgen, ohne den Kopf zu bewegen. In der Regel finden es Kinder schwierig, den Kopf ruhig zu halten, und drehen ihn stattdessen in Richtung des »bewegten« Gegenstandes. In diesem Fall sollte die Untersucherin den Kopf des Kindes mit ihrer Hand leicht festhalten. Zwei Aspekte werden beurteilt: die Qualität und das Ausmaß der Augenbewegungen. Die Bewegungen können flüssig, »zittrig«, ataktisch oder choreatiform sein. In die letzte Kategorie fallen vertikale abrupte Bewegungen beim Seitwärtsblick und horizontale abrupte Bewegungen beim Auf- und Abblick, die beidseits simultan auftreten.

Ein Nystagmus (physiologischer Endstellnystagmus mit wenigen »Schlägen«) oder sein Fehlen werden beschrieben.

Alter

Blickfolgebewegungen können ab dem Kleinkindalter getestet werden.

Dokumentation

1) Blickfolgebewegungen der Augen werden folgendermaßen bewertet:
   0 = typisch in alle Richtungen
   1 = atypisch: Bewegungen in alle Richtungen, diese sind jedoch ruckartig (ruckartig in Blickrichtung)
   2 = atypisch: Imbalance der Augen
   3 = atypisch: Bewegungen sind in eine bestimmte Richtung eingeschränkt (Beschreibung durch die Untersucherin)
2) Choreatiforme Bewegungen der Augen während der Blickfolgen (Ch) werden folgendermaßen bewertet:
   0 = keine
   1 = gelegentliche choreatiforme Bewegungen (+)
   2 = häufige choreatiforme Bewegungen (++)
3) Choreatiforme Bewegungen des Gesichts während der Blickfolgen (Ch) werden folgendermaßen bewertet:
   0 = keine
   1 = gelegentliche choreatiforme Bewegungen (+)
   2 = häufige choreatiforme Bewegungen (++)
4) Ein Nystagmus (HN) wird folgendermaßen bewertet:
   0 = beidseitig kein Nystagmus
   1 = einseitiger Nystagmus: r, l
   2 = beidseitiger Nystagmus

Es wird jede Auffälligkeit bei den Blickfolgebewegungen und jede Bewegungseinschränkung notiert und auf choreatiforme und ruckartige Augenbewegungen geachtet. Bei diesem Test kann die Untersucherin auch einen Strabismus concomitans und incomitans und die hierbei betroffenen Muskeln beschreiben (▶ **Tab. 8.1**). Bei Kindern mit einem latenten Strabismus (aber offenbar auch unabhängig davon) kann eine Art »Imbalance« der Augen vorliegen. Beim Verfolgen eines bewegten Gegenstandes bleiben die Sehachsen beider

Augen während der gesamten Bewegungsspanne parallel. Nur am Ende und am Beginn der Bewegung geht diese Parallelität verloren. Dies fällt besonders bei der Rückstellbewegung nach dem Seitwärtsblick auf. Dabei scheint ein Auge sein Bewegungsmuster schneller zu ändern als das andere, sodass fast der Eindruck entsteht, ein Auge bleibe »stehen«, während das andere sich bewegt. Meist bewegt sich das kontralaterale Auge (d. h. das Auge in der nasalen Position) nicht oder nur wenig.

Tab. 8.1: Bewegungen der einzelnen Augenmuskeln

Augenmuskel	Bewegung	Hirnnerv
Rectus lateralis	nach temporal	Abducens (VI)
Rectus medialis	nach nasal	Oculomotorius (III)
Rectus superior	aufwärts und etwas einwärts	Oculomotorius (III)
Rectus inferior	abwärts und etwas einwärts	Oculomotorius (III)
Obliquus inferior	aufwärts und etwas auswärts	Oculomotorius (III)
Obliquus superior	abwärts und etwas auswärts	Trochlearis (IV)

Es sollte immer auch auf einen Nystagmus geachtet werden (s. o.). Ein Nystagmus besteht aus unwillkürlichen, oszillierenden Augenbewegungen, üblicherweise mit einer langsamen und einer schnellen Phase. Letztere wird zur Richtungsbezeichnung des Nystagmus verwendet. Ein Nystagmus kann während der Fixation beobachtet werden, man nennt ihn dann »spontanen Nystagmus«. Ein Nystagmus, der erst bei einer extremen Stellung der Augen auftritt, wird »Blickrichtungsnystagmus« oder »Endstellnystagmus« genannt. Wenn ein Nystagmus auftritt, werden der Charakter (spontan oder gerichtet) und die Richtung der schnellen Phase beschrieben. Zusätzlich werden die Intensität und jede etwaige Asymmetrie erfasst.

Interpretation

Abweichungen der Blickfolgebewegungen können durch eine Augenmuskelparese verursacht sein. Doppelbilder treten bei Kindern aufgrund der schnellen corticalen Unterdrückung eines Bildes selten auf. Die Bedeutung von choreatiformen Bewegungen wird in Kapitel 5 diskutiert.

Eine »Imbalance« kann auf einen latenten Strabismus hinweisen. Sie scheint jedoch auch ohne Heterophorie vorzukommen. Häufig geht sie mit anderen Symptomen einer geringen MND einher. Ihre mögliche Bedeutung für Lesestörungen ist noch nicht genau bekannt.

Als sogenannten »kongenitalen Nystagmus« bezeichnet man einen horizontalen Pendelnystagmus, der schon kurz nach der Geburt nachzuweisen ist. Die Ätiologie ist unklar. Seine Intensität kann durch die Kopfhaltung beeinflusst werden. Die Sehkraft ist fast immer beeinträchtigt. Ein spontaner nichtkongenitaler Nystagmus kann bei einer Störung des vestibulären Systems auftreten und infektiöse, toxische oder traumatische Ursachen haben. Der Blickrichtungsnystagmus ist meist vestibulärer Genese, kann aber auch Folge einer funktionellen Schwäche der Augenmuskulatur sein.

8.6.6 Gesichtsfeld (S)

Durchführung (▶ Abb. 8.7)

Das Kind steht so vor der sitzenden Untersucherin, dass beide Gesichter auf gleicher Höhe sind. Das Kind wird aufgefordert, die Nase der Untersucherin

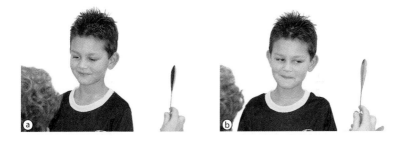

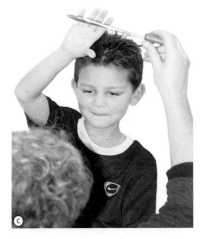

Abb. 8.7: Gesichtsfeldprüfung: Das Gesicht des Kindes und der Untersucherin sind auf gleicher Höhe. **a)** Das Kind fixiert die Nase der Untersucherin, während diese einen Gegenstand hinter dem Kopf des Kindes langsam in sein Gesichtsfeld bewegt. **b)** Beurteilung des seitlichen Gesichtsfeldes: Das Kind greift nach dem Gegenstand, sobald es ihn sieht. Dabei kommt es zu einer visuellen Orientierungsreaktion. **c)** Prüfung des oberen Gesichtsfeldes.

zu fixieren (oder einen kleinen Gegenstand in ca. 40 cm Entfernung). Dann wird ein kleiner Gegenstand, z. B. ein Reflexhammer, beginnend hinter dem Kopf des Kindes bis zu einer Seite langsam bewegt, bis er in das Gesichtsfeld des Kindes kommt. Das Kind soll nach dem Gegenstand greifen, sobald es ihn sieht. Der Test wird von der anderen Seite und beginnend über dem Kopf wiederholt. Durch ihre Sitzposition – unmittelbar gegenüber dem Kind – kann die Untersucherin erkennen, ob das Kind gut fixiert. Wenn Kinder in diesem Test besonders gut sein wollen, blinzeln sie manchmal ein bisschen zu früh in die Testrichtung. In diesem Fall kann das Kind vorsichtig daran erinnert werden, das Objekt im Zentrum zu fixieren. Kinder sind meist überrascht, dass ihr Blinzeln von der Untersucherin bemerkt wird und fixieren nach diesem »magischen Feedback« in der Regel sehr gut. Der Test kann mit Gegenständen verschiedener Größe und Farbe wiederholt werden.

Alter

Der Test ist bei Kindern ab 5 Jahren durchführbar.

Dokumentation

Es wird folgendermaßen bewertet:
    0 = typisch
    1 = atypisch: rechtes, linkes Auge; rechtes und linkes Auge
Das normale Gesichtsfeld umspannt seitwärts einen Winkel von 60–80° und nach oben von etwa 45°. Man muss nicht darauf warten, bis tatsächlich nach dem Objekt gegriffen wird. Meist erfolgt eine Orientierungsreaktion, sobald das Objekt in das Gesichtsfeld rückt, und es wird eine Augenbewegung in Richtung des Stimulus ausgelöst. Diese Orientierung reicht für eine positive Bewertung dieser Aufgabe aus.

Interpretation

Homonyme Hemianopsien im Kindesalter treten auch bei einer spastischen unilateralen Cerebralparese, bitemporale Hemianopsien bei langsam wachsenden Tumoren in der Nähe des Chiasma opticum auf. Kleinere Defekte, wie Quadrantenausfälle des Gesichtsfeldes, sind selten (sie können bei einem Kraniopharyngeom oder einem Temporallappentumor, der die Sehstrahlung mit einschließt, auftreten). Solche Fälle gehören eindeutig nicht mehr in das Gebiet der MND; der Gesichtsfeldausfall kann jedoch das erste neurologische Symptom sein. Der obige Test ist für Routineuntersuchungen ausreichend. Bei dem geringsten Zweifel sollte jedoch eine Perimetrie durchgeführt werden. Diese kann allerdings bei Kindern unter 6–7 Jahren ziemlich schwierig und möglicherweise nicht zuverlässig sein.

Es sollte immer bedacht werden, dass eine Visusminderung die Ursache der Gesichtsfeldeinschränkung sein kann. Wie bei anderen Tests der visuo-okulären Funktionen auch, muss das Kind bei jedem (sic!) auffälligen Befund an einen Augenarzt überwiesen werden.

8.7 Ohren

8.7.1 Hören

Durchführung

Die Untersucherin sitzt ungefähr 5–6 Meter vom Kind entfernt und spricht mit leiser Stimme Testwörter in verschiedenen Tonhöhen, z. B. »66«, »100«, »99«, einschließlich einzelner Konsonanten (»sss«, »rrr«, »mmm«) und Vokale (»uuu«, »aaa«). Jedes Ohr wird im Wechsel getestet, das Kind hält jeweils das andere Ohr mit der Hand zu und wiederholt die gehörten Laute.

Alter

Der Test ist für Kinder ab 4 Jahren geeignet.

Dokumentation

Defizite werden folgendermaßen bewertet:
  0 = keine
  1 = erkennbar: r, l, r & l

Interpretation

Bei einer zweifelhaften Reaktion ist eine weitere pädaudiologische Untersuchung obligat.

8.8 Mund

8.8.1 Zunge

Durchführung

Das Kind soll die Zunge herausstrecken (nicht maximal weit) und sie dabei so ruhig wie möglich halten. Nach ungefähr 10 Sekunden können aus Unbehagen willkürliche Bewegungen auftreten. Jegliche unwillkürlichen Zungenbewegungen müssen genau protokolliert werden. Anschließend soll das Kind die Zunge von einer Seite zur anderen bewegen und dabei die Mundwinkel berühren. Schließlich soll es die Zunge an den Zähnen des Ober- und Unterkiefers in einer fast kreisförmigen Bewegung entlang bewegen. Zuletzt soll es die Zunge so weit wie möglich herausstrecken.

Alter

Der Test ist für Kinder ab 5 Jahren geeignet.

Dokumentation

1) Die Zungenmotilität wird folgendermaßen beurteilt:
   0 = typisch
   1 = atypisch
2) Choreatiforme Bewegungen der Zunge (Ch) werden folgendermaßen beurteilt:
   0 = keine
   1 = gelegentliche choreatiforme Bewegungen (+)
   2 = häufige choreatiforme Bewegungen (++)

Interpretation

Kinder über 5 Jahre sollten in der Lage sein, die Zunge flüssig von einer Seite zur anderen zu bewegen und sie beim Herausstrecken ruhig zu halten. Bei Sprachstörungen kommen ungeschickte Zungenbewegungen und Speicheln, das häufig Zeichen einer Schluckstörung ist, vor. Ein kurzes Frenulum der Zunge hat in den meisten Fällen keine klinische Bedeutung.

In Kapitel 5 wird die Bedeutung choreatiformer und athetoider Bewegungen diskutiert. Faszikulationen müssen von choreatiformen Bewegungen unterschieden werden. Choreatiforme Zungenbewegungen sind gröber und großflächiger. Faszikulationen sind asynchrone, irreguläre, rasche Zuckungen sehr kleiner Zungenareale. Die Zunge ist der einzige Muskel, bei dem Faszikulationen klinisch beobachtet werden können; Es ist (s. o.) aber darauf zu achten, dass die Zunge für diesen Test nicht maximal herausgetreckt wird, sondern »entspannt und spielerisch«. Bei der maximal herausgesteckten Zunge ist ein physiologisches »Anstrengungszittern« regelhaft und kann als Faszikulation fehlgedeutet werden. Bei anderen Muskeln als der Zunge lassen sich Faszikulationen nur mit den Methoden der klinischen Neurophysiologie (EMG) sichern. Echte Faszikulationen sind in der Regel Symptom einer schweren progressiven Erkrankung (z. B. bulbäre Störung).

8.8.2   Gaumenbögen

Durchführung (▶ Abb. 8.8)

Das Kind wird aufgefordert, den Mund so weit wie möglich zu öffnen, damit die Untersucherin die Gaumenbögen in Ruhestellung sehen kann. Daraufhin wird das Kind aufgefordert, »aaa« zu sagen, und die Untersucherin beurteilt dabei die Gaumensegelbewegungen; am besten unter Verwendung einer Untersuchungsleuchte.

Alter

Der Test ist für Kinder ab 4 Jahren geeignet.

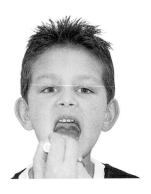

Abb. 8.8: Beurteilung der Bewegungen beider Gaumenbögen beim Vokalisieren des Lautes »aaa«.

Dokumentation

Es wird folgendermaßen beurteilt:
0 = symmetrisch, typisch
1 = asymmetrisch, atypisch

Interpretation

Asymmetrien der Gaumenbögen, insbesondere bei der Phonation, können mit Schwierigkeiten der Sprache und der Sprachentwicklung in Zusammenhang stehen. Eine temporäre Asymmetrie der Gaumenbogenbeweglichkeit ohne offensichtliche Beeinträchtigung des Sprechens und Schluckens wird bei Kindern manchmal Wochen oder sogar Monate nach einer Tonsillektomie beobachtet.

9   Allgemeine Bemerkungen

Mit der Untersuchung des Kopfes, der Hirnnerven, ist die neurologische Untersuchung beendet. Es gibt jedoch einige Aspekte der allgemeinpädiatrischen und entwicklungsneurologischen Untersuchung, die lohnen, genannt zu werden. Das gilt beispielsweise für den Zusammenhang zwischen Größe und Gewicht des Kindes und seiner Bewegungsqualität, denn das übergewichtige Kind bewegt sich anders als das schlanke. Übergewichtige Kinder bewegen sich meist langsamer, wohingegen schlanke Kinder sehr wendig sein können. Liegt eine motorische Ungeschicklichkeit vor (»clumsiness«), kann ein völlig anderes klinisches Bild entstehen: etwa plumpe, ungelenke Bewegungsmuster oder sehr schnelle, eckig-hektische. Deshalb ist es obligat, Größe und Gewicht, aber auch den Kopfumfang des Kindes (Mikrocephalie, Makrocephalie) zu bestimmen, in die Perzentilenkurven einzutragen und jegliche Auffälligkeiten des Schädels (Plagiocephalie, Nahtsynostose) zu dokumentieren.

Neben diesen anthropometrischen Daten werden auch die Quantität und die Qualität der Bewegungen sowie die Händigkeit erfasst.

9.1   Quantität der Spontanmotorik

9.1.1   Durchführung

Während der gesamten Untersuchung wird auf die Quantität sowohl der körpermotorischen als auch der feinmotorischen Bewegungen geachtet.

9.1.2   Alter

Die Bewegungsquantität kann in jedem Alter erfasst werden.

9.1.3   Dokumentation

Die Bewertung differenziert:
   0 = typisch
   1 = atypisch, reduziert, gesteigert

9.1.4   Interpretation

Die Quantität der Spontanmotorik variiert von Mensch zu Mensch erheblich. Es sollte dennoch darauf geachtet werden, ob konstant sehr viel oder wenig motorische Aktivität zu beobachten ist. Eine reduzierte Spontanmotorik (Hypokinesie) ist meist Zeichen einer Erkrankung, und zwar einer akuten. Bei Vorliegen einer Hypokinesie sollte die neurologische Untersuchung deshalb auf einen späteren Zeitpunkt verschoben werden. Gesteigerte Spontanbewegungen (Hyperkinesie) während der Untersuchung können Zeichen einer Aufmerksamkeitsdefizit-Hyperaktivitätsstörung (ADHS) sein.

9.2   Qualität der Spontanmotorik

9.2.1   Durchführung

Während der gesamten Untersuchung wird auf die Qualität der grob- und feinmotorischen Bewegungen geachtet.

9.2.2   Alter

Die Bewegungsqualität kann in jedem Alter erfasst werden.

9.2.3   Dokumentation

Die Bewertung differenziert:
   0 = typisch
   1 = atypisch (Beschreibung)

9.2.4   Interpretation

Die Qualität der Spontanmotorik ist ein sensitiver Marker der neurologischen Funktion (Prechtl 2001). MND ist häufig mit einer verminderten Qualität der Bewegungen assoziiert. Beispiele für abnorme Bewegungsqualität sind: hektische, abrupte, schlaffe, steife, seltsame, ungeordnete oder stereotype Bewegungen.

9.3   Körperbewusstsein, -schema

9.3.1   Durchführung

Die Untersucherin fragt das Kind, ob es die verschiedenen Körperteile kennt, und stellt Fragen wie:»Wo ist deine Nase?«,»Wo ist dein Ellenbogen?«. Dann fragt sie das Kind, ob es weiß, wo rechts und links ist. Wenn das Kind eine Vorstellung davon hat, fragt die Untersucherin beispielsweise, wo der rechte Daumen oder der linke Fuß ist. Wenn das Kind rechts und links richtig unterscheiden kann, wird es aufgefordert, einige Bewegungen auszuführen, bei denen es die Körpermitte kreuzen muss. Ein Beispiel für eine die Mitte kreuzende Bewegung ist die Aufforderung: »Kannst Du mit dem rechten Zeigefinger deine linke Wange berühren?«, für die nichtkreuzende Bewegung: »Kannst Du deine linke Hand auf dein linkes Knie legen?«.

9.3.2   Alter

Ab 4 Jahren kennen Kinder die einzelnen Körperteile. Ab 5 Jahren sollten sie rechts und links unterscheiden können. Die Aufgaben mit den kreuzenden oder nichtkreuzenden Bewegungen sind komplexer und können meist ab 7 Jahren ausgeführt werden.

9.3.3   Dokumentation

1) Kenntnis der Körperteile wird folgendermaßen bewertet:
   0 = typisch, altersgemäß
   1 = atypisch/nicht altersgemäß
2) Benennen von rechts und links wird folgendermaßen bewertet:
   0 = typisch, altersgemäß
   1 = atypisch, nicht altersgemäß
3) Kreuzen/Nichtkreuzen der Mittellinie wird folgendermaßen bewertet:
   0 = typisch, altersgemäß
   1 = atypisch, nicht altersgemäß

9.3.4   Interpretation

Das Wissen über den Körper wird großräumig cortical repräsentiert, dabei dominiert der parietale Cortex (Njiokiktjien 2007).

9.4   Händigkeit

9.4.1   Durchführung

Die Untersucherin fragt das Kind, mit welcher Hand es schreibt, malt, mit der Schere schneidet oder einen Löffel hält. Wenn das Kind keine genauen Angaben machen kann, wird es aufgefordert zu malen oder zu schreiben, Papier auszuschneiden oder mit dem Reflexhammer auf den Tisch zu klopfen. Die Gegenstände müssen dem Kind seitenneutral gereicht werden, damit keine Seite bevorzugt wird.

9.4.2   Alter

Ab 4 Jahren ist bei den meisten Kindern eine Seitenpräferenz erkennbar.

9.4.3   Dokumentation

Die Bewertung differenziert:
0 = rechtshändig
1 = linkshändig
2 = beidhändig, wechselnde Händigkeit

9.4.4   Interpretation

85 % der Erwachsenen sind rechtshändig, 10 % sind linkshändig, 5 % beidhändig (Perelle und Ehrman 1994). Es ist wichtig, die Händigkeit von der »Dominanz« zu unterscheiden. Der Begriff »Dominanz« wird in Zusammenhang mit der cerebralen Organisation verwendet und bezeichnet die vermehrte Kontrolle einer Hemisphäre über bestimmte motorische Fertigkeiten.

Pränatal ist bei Feten eine Betonung der rechten Körperseite zu beobachten, so bewegen sie im 2. und 3. Trimester mehr den rechten Arm als den linken (McCartney und Hepper 1999). In der Regel sind intrauterine Bewegungen rechtsbetont. Feten kurz vor dem errechneten Geburtstermin und Frühgeborene drehen den Kopf etwas mehr nach rechts (Vles und Van Oostenbrugge 1988; Ververs et al. 1994). Das erste Lebensjahr ist durch eine große Variabilität der Motorik – einschließlich des Gebrauchs der Hände – gekennzeichnet (Touwen 1993; Hadders-Algra 2000a). Die Händigkeit ist im Säuglingsalter inkonstant und kann sich täglich oder wöchentlich ändern (Corbetta und Thelen 1996). Im Vorschulalter wird die Händigkeit sukzessive klarer; mit 3–4 Jahren ist sie meist ziemlich stabil entwickelt (Gesell und Ames 1947; Hempel 1993a, 1993b).

Über Jahrzehnte war man der Meinung, dass die Händigkeit hauptsächlich genetisch determiniert sei (Annett 1979). Aktuellere Studien haben bezüglich der Händigkeit jedoch einen komplexen Zusammenhang zwischen genetischen und exogenen Einflüssen zeigen können. Dazu gehören intrauterine Risikofaktoren wie asymmetrische Wahrnehmung durch asymmetrische Kopfhaltung, Gewohnheiten der Eltern im Umgang mit den Kindern und sozio-kulturelle Einflüsse (Schaafsma et al. 2009). Die Bedeutung früher externer Faktoren wird durch die Assoziation zwischen Frühgeburtlichkeit und Linkshändigkeit (Marlow et al. 1989; O'Callaghan et al. 1993) sowie zwischen vorgeburtlichem Stress, Extremfrühgeburtlichkeit (Geburt 25 SSW) und dem Fehlen einer Handpräferenz (Marlow et al. 2007; Rodrigez und Waldenström 2008) deutlich. Eine fehlende Präferenz der rechten Hand ist nicht nur mit perinatalen Auffälligkeiten, sondern auch mit vermehrtem Auftreten neuropsychologischer Erkrankungen assoziiert: Wechselnde Händigkeit ist mit Sprachentwicklungsproblemen, ADHS (Rodrigez und Waldenström 2008) und Schizophrenie (Cannon et al. 1995) assoziiert, eine links-seitige Handpräferenz mit Koordinationsproblemen (DCD; Goetz und Zelnik 2008).

Der Zusammenhang zwischen Händigkeit, prä- und perinatalen Risiko-faktoren und entwicklungsneurologischen Auffälligkeiten zeigt klar, dass die Händigkeit bei der neurologischen Untersuchung mit erfasst werden sollte.

10 Interpretation der Untersuchungsergebnisse

10.1 Einführung – MND im Rahmen der internationalen Klassifikation von Funktionsfähigkeit, Behinderung und Gesundheit: Kinder- und Jugendversion

Wenn ein Kind wegen motorischer Defizite, die seine Alltagsaktivitäten beeinträchtigen, oder aufgrund von Lern- und Verhaltensstörungen zu einem Arzt überwiesen wird, gehören zur vollständigen Untersuchung die Erhebung der Prä- und Perinatalanamnese, der Entwicklungsanamnese, der aktuellen Probleme, der Sozial- und Familienanamnese und verschiedene fachärztliche Untersuchungen inklusive der pädiatrischen Untersuchung. Zusätzlich können psychologische und psychiatrische Untersuchungen, Motoriktests (z. B. Movement ABC; Henderson und Sugden 2007), eine Untersuchung der Handschrift, der Sprache und des Sprechens oder eine Verhaltensbeurteilung mittels Fragebogen erfolgen.

Obligater Bestandteil der klinischen Untersuchung ist die neurologische Untersuchung mit dem hier vorgestellten erweiterten Untersuchungssetting im Hinblick auf Milde Neurologische Dysfunktionen (MND; ▶ Kap. 2).

Diese verschiedenen Untersuchungen ergeben ein biopsychosoziales Profil des Kindes, das nach den Kriterien der *Internationalen Klassifikation von Funktionsfähigkeit, Behinderung und Gesundheit: Kinder- und Jugendversion* (ICF-CY; World Health Organization 2007; ▶ Abb. 10.1) interpretiert werden kann. Die ICF-CY unterscheidet zwei Aspekte: Funktionsfähigkeit/ Behinderung und Kontextfaktoren. Funktionsfähigkeit/Behinderung wird aus drei Perspektiven beschrieben: 1) Körperfunktionen/Beeinträchtigungen, 2) Aktivität/Aktivitätseinschränkungen und 3) Partizipation (Teilhabe)/Einschränkungen der Partizipation. Technische Hilfsmittel, Haltungen/Einstellungen und die Versorgungslage werden nach diesem Modell zu den Kontextfaktoren gerechnet. Mit der Untersuchung der MND wird primär die Körperfunktion erfasst. Im ICF-CY-Modell wird betont, dass die Körperfunktion nur ein Faktor unter anderen ist, die für Aktivität und Teilhabe bedeutsam sind und darüber entscheiden, ob Verhaltens- oder motorische Defizite die Partizipation (Teilhabe) an Aktivitäten einschränken.

10.2 Interpretation der neurologischen Befunde

Nach der neurologischen Untersuchung muss die Befundinterpretation erfolgen. Die Bedeutung der Befunde kann nur nach einer guten und ausführlichen

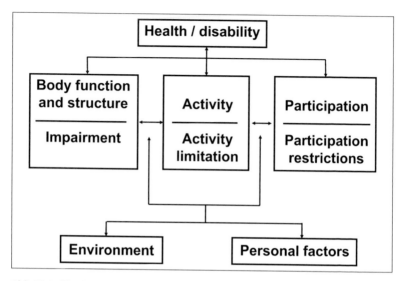

Abb. 10.1: Die »Internationale Klassifikation von Funktionsfähigkeit, Behinderung und Gesundheit: Kinder- und Jugendversion« (WHO 2007). Diese Klassifikation bietet einen multidisziplinären Ansatz zur Beschreibung der Interaktionen verschiedener Konstrukte und Domänen von Funktion und Behinderung. Abbildung mit Genehmigung der WHO.

Untersuchung beurteilt werden, indem die Untersucherin versucht, die neurologischen Daten zu einem schlüssigen klinischen Bild zusammenzufügen, und gleichzeitig in der Lage ist, wichtige »Fragezeichen« und noch nicht geklärte Befunde zu erfassen und weiterzuverfolgen.

Die Interpretation der Befunde sollte folgende Regeln für die Entscheidungsprozesse berücksichtigen:

1) Entsprechen die Untersuchungsergebnisse einem »klassischen« neurologischen Bild, z. B. dem einer Cerebralparese? Im Fall einer bilateralen spastischen Cerebralparese würde eine typische Kombination aus »Mustern« für Haltung und Bewegung, erhöhtem Muskeltonus, gesteigerten Muskeleigenreflexen (MER), fehlenden Fremdreflexen und positiver Babinski-Reaktion vorliegen. Diagnosekriterien für die verschiedenen Formen der Cerebralparese wurden von Platt et al. (2009) beschrieben.
   – Wenn die Antwort auf die genannte Frage »Ja« lautet, ist eine neurologische Diagnose klinisch bestätigt. Befunde einer MND können zusätzlich für primär nichtbetroffene Körperteile, z. B. für die nichtbetroffene Körperseite eines Kindes mit einer unilateralen spastischen Cerebralparese, herausgearbeitet werden.
   – Wenn die Antwort »Nein« lautet, folgt die operationalisierte Beschreibung des neurologischen Profils des Kindes im Hinblick auf die betrof-

fenen Domänen der Dysfunktion (siehe 2). Das neurologische Profil im Sinne der MND ist dabei keine klassische neurologische Diagnose[2], bietet aber die alltagsrelevanten Informationen über die Stärken und Schwächen des Kindes bezogen auf sein Alter. Dieses Profil erlaubt die unverzichtbare Aussage über die neurologische Entwicklung und damit über das Gehirn und seinen funkionellen Status.

2) Beschreibung des neurologischen Profils: Domänen der Dysfunktion. Die Studien zu den »soft signs« und der MND haben gezeigt, dass das »perfekte Gehirn« eher die Ausnahme als die Regel ist (Tupper 1987). Viele Kinder (und Erwachsene) weisen singuläre Symptome von Dysfunktionen in einer oder mehreren der acht neurologischen Domänen auf. Isolierte Zeichen der Dysfunktion haben dabei nur begrenzte klinische Bedeutung (Hadders-Algra et al. 1988c; Breslau et al. 2000; Fellick et al. 2001). Deswegen wurde über die Anzahl an Symptomen für alle Domänen ein Schwellenwert für die Dysfunktion definiert (▶Kasten 10.1 und Tab. 10.1). Die neurologischen Fertigkeiten des Kindes in den acht Domänen ergibt das neurologische Profil des Kindes. Dieses lässt dann valide Aussagen über Schwere und Art der MND zu.

Der Schweregrad der Dysfunktion wird anhand der Kategorien »neurologischer Normalbefund«, »einfache MND« und »komplexe MND« klasssifiziert. Im Schulalter (ab 4 Jahren bis zum Anfang der Pubertät) ist die Klassifikation durch die Anzahl der Domänen der Dysfunktion festgelegt, nach dem Einsetzen der Pubertät ist hierfür die Art der Dysfunktion entscheidend (▶Tab. 10.2). Letzteres bedeutet auch, dass nach dem Einsetzen der Pubertät die Unterscheidung von Schweregrad und Art der Dysfunktion an Bedeutung verliert. Im Schulalter liegt eine einfache MND vor, wenn bei einem Kind ein oder zwei Domänen dysfunktional sind, bei mehr als zwei Domänen liegt eine komplexe MND vor. Nach dem Beginn der Pubertät wird eine einfache MND diagnostiziert, wenn isolierte Dysfunktionen in einer der folgenden Domänen vorliegen: Haltung und Muskeltonusregulation, milde Dyskinesie, exzessive assoziierte Bewegungen, sensorische Dysfunktionen und milde Hirnnervendysfunktion.

Die Diagnose einer komplexen MND wird hingegen bei Vorliegen leichter Koordinationsprobleme oder feinmotorischer Defizite gestellt. Unabhängig

---

2 Die Diagnostik in Bezug auf die Milde Neurologische Dysfunktion hat häufig zu Missverständnissen und Auseinandersetzungen geführt. Dies zeigt sich darin, dass die Bezeichnung »soft signs« mit den Begriffen »soft thinking« (Ingram 1973; Touwen und Sporrel 1979) und »soft neurologist« (Stephenson 2001) – als Bezeichnung für den Neurologen, der das Konzept der »soft signs« anwendet – gleichgesetzt wurde. Touwen und Prechtl (1970; Touwen 1979) verwendeten konsequent den Begriff der Milden Neurologischen Dysfunktion und nicht den der »soft signs«, um so Missverständnissen und der Verwendung ungenauer Begriffe vorzubeugen.

vom Alter bedeutet ein neurologischer Normalbefund, dass keine dysfunktionellen Domänen bzw. lediglich eine isolierte Dysfunktion in der Domäne der Reflexe vorliegen. Letzteres bedeutet, dass Reflexauffälligkeiten nur dann klinisch relevant sind, wenn auch neurologische Symptome in anderen Domänen vorliegen. Die fehlende klinische Relevanz von Reflexauffälligkeiten hat – unter anderem – mit der unterschiedlichen Ausprägung der Reflexe im zeitlichen Verlauf und in ihrer situativen Variabilität zu tun (Stam und Van Crevel 1989).

Kasten 10.1: Domänen der Dysfunktion, basierend auf den funktionellen neurobiologischen Untereinheiten des Nervensystems (Hadders-Algra et al. 1988 c; Peters et al. 2008)

- dysfunktionale Haltung und Muskeltonusregulation
- Dysfunktion der Reflexe
- milde Dyskinesie, z. B. choreatiforme Dyskinesie, athetotiforme Dyskinesie
- milde Koordinationsprobleme
- milde Probleme der Feinmotorik
- exzessive assoziierte Bewegungen
- milde Hirnnervendysfunktion
- milde sensorische Dysfunktion

Tab. 10.1: Kriterien für eine Dysfunktion nach Domänen (siehe auch Peters et al. 2008)

Domäne	Basierend auf	Kriterien für die Domänendysfunktion
1) Haltung und Muskeltonus	Haltung beim Sitzen, Stehen, Gehen Muskeltonus	zwei oder mehr der folgenden Kriterien: • milde Auffälligkeiten im Muskeltonus der Beine • milde Auffälligkeiten im Muskeltonus der Arme • konstant milde Haltungsauffälligkeit
2) Reflexe	• Stärke der Muskeleigenreflexe an den Armen: hohe, niedrige oder asymmetrische • Reflexschwelle an den Armen: hohe, niedrige oder asymmetrische • Intensität der Muskeleigenreflexe an den Beinen: hohe, niedrige oder asymmetrische	mindestens zwei Auffälligkeiten

Tab. 10.1: Kriterien für eine Dysfunktion nach Domänen (siehe auch Peters et al. 2008) – Fortsetzung

Domäne	Basierend auf	Kriterien für die Domänendysfunktion
	• Reflexschwelle an den Beinen: starke, schwache oder asymmetrische • Plantarreaktion (Babinski-Reaktion): ein- oder beidseitig positiv • Fußgreifreflex: ein- oder beidseitig positiv • Bauchhautreflexe: Asymmetrie	
3) Unwillkürliche Bewegungen	• Spontanmotorik • Untersuchung auf unwillkürliche Bewegungen • Bewegungen des Gesichts, der Augen, der Zunge	mindestens eines der folgenden Kriterien: • deutliche, konstante choreatiforme Bewegungen distaler Muskeln • deutliche, konstante choreatiforme Bewegungen proximaler Muskeln • deutliche choreatiforme Bewegungen von Gesicht, Augen und/oder Zunge • deutlicher, konstanter Tremor • konstante athetotiforme Bewegungen distaler Muskeln
4) Koordination und Gleichgewicht	• Finger-Nase-Test • Finger-Finger-Test • Diadochokinese • Kicken • Knie-Hacken-Versuch • Reaktion auf leichten Stoß im Sitzen • Reaktion auf leichten Stoß im Stehen • Romberg-Versuch • Seiltänzergang • Einbeinstand • Einbeinhüpfen	drei oder mehr für das Alter atypische Tests

Tab. 10.1: Kriterien für eine Dysfunktion nach Domänen (siehe auch Peters et al. 2008) – Fortsetzung

Domäne	Basierend auf	Kriterien für die Domänen-dysfunktion
5) Feinmotorik	• Finger-Oppositionstest: Flüssigkeit • Finger-Oppositionstest: Wechsel • Finger-Folgetest • Kreistest	zwei oder mehr für das Alter atypische Tests
6) Assoziierte Bewegungen	• assoziierte Bewegungen bei der Diadochokinese • Finger-Oppositionstest • Zehenspitzengang • Fersengang • Mundöffnen-Fingerspreiz-Phänomen	für das Alter atypische exzessive Mitbewegungen in mindestens drei Tests
7) Sensorische Funktion	Graphästhesie, Kinästhesie, Lagesinn, Hören, Gesichtsfeld	zwei oder mehrere sensorische Dysfunktionen
8) Hirnnerven-funktion	Motorik des Gesichts, der Augen, des Rachens, der Zunge	milde Hirnnervenparese

Tab. 10.2: Kriterien für die einfache und komplexe Milde Neurologische Dysfunktion (MND; s. Hadders-Algra 2002)

Alter	Klassifikations-kriterien	Einfache MND	Komplexe MND
4 Jahre bis zum Pubertätsbeginn[a]	Anzahl dysfunktioneller Domänen	1[b] oder 2 dysfunktionelle Domänen	2 dysfunktionelle Domänen
nach Beginn der Pubertät	Art der dysfunktionellen Domäne	isoliertes Vorkommen von: • Dysfunktionen in Haltung und Tonusregulation • choreatiformer Dyskinesie • exzessiven assoziierten Bewegungen • milder sensorischer Dysfunktion • milder Hirnnervendys-funktion	• milde Koordina-tionsprobleme • feinmotorische Defizite mit oder ohne weitere dysfunktio-nelle Domänen

a Beginn der Pubertät: eindeutige körperliche Pubertätsmerkmale
b Als Ausnahme gilt: Das isolierte Vorliegen einer Dysfunktion in der Domäne »Reflexe« trägt nicht zur Klassifikation einer einfachen MND bei, sondern stellt einen normalen neurologischen Befund dar.

10.3 Einfache und komplexe MND

Durch die hohe Symptomprävalenz einer MND und die begrenzte klinische Bedeutung singulärer Befunde blieb die klinische Aussagekraft einer diagnostizierten MND über viele Jahre diffus (Kennard 1960; Barlow 1974; Nichols und Chen 1981; Tupper 1987). Mithilfe der Unterscheidung der beiden Grundformen in die einfache und die komplexe MND wurde das Bild klarer und ein Konzept für den klinischen Alltag geschaffen.

Einfache MND

Die einfache MND hat eine hohe Prävalenz. Nach Zahlen des Groninger Perinatal-Projekts von Kindern, die in den 1970er Jahren geboren wurden, hatten über 15 % der Kinder im Schulalter eine einfache MND (Hadders-Algra 2002). Eine aktuellere Studie an Kindern der späten 1990er Jahre ergab eine Prävalenz der einfachen MND von etwa 20 % der Grundschulkinder (Peters et al. 2011). Die hohe Prävalenz der einfachen MND und die geringe Assoziation mit prä-, peri- und neonatalen Auffälligkeiten legen nahe, dass die einfache Form der MND noch zum Spektrum der neurologischen Normalbefunde gehört. Mit anderen Worten: Die einfache MND kann als kleiner neurologischer Unterschied (»minor neurological difference«) verstanden werden.

Sie stellt höchstwahrscheinlich eine noch typische, wenn auch nicht optimale Hirnfunktion und Hirnentwicklung dar. Die Ätiologie der einfachen MND ist weitestgehend unbekannt. Vermutlich spielen genetische Faktoren eine dominierende Rolle, möglicherweise in Kombination mit prä-, peri- und neonatalen Risikofaktoren. Interessanterweise stehen die Risikofaktoren, die mit einfacher MND oder einem nichtoptimalen neurologischen Befund assoziiert sind, darunter Frühgeburtlichkeit ohne wesentliche neonatale Komplikationen, schwere intrauterine Wachstumsretardierung ohne Zeichen einer fetalen Hypoxie (»fetal distress«), ein 3-Minuten-Apgar-Score unter sieben und mütterliche Ängste in der Schwangerschaft (Ley et al. 1996; Hadders-Algra 2002; Fallang et al. 2005; Arnaud et al. 2007; Kikkert et al. 2010), in Zusammenhang mit frühkindlichem Stress. Daten aus Tierstudien zeigen, dass Stress während der frühen Ontogenese zu Veränderungen der Serotonin- und Noradrenalinaktivität im cerebralen Cortex und der Dopaminaktivität im Striatum und präfrontalen Cortex führen (Weinstock 2001). Allerdings weiß man noch nicht, ob der einfachen MND beim Menschen ähnliche neurobiologische Veränderungen zugrunde liegen. Aber die Beobachtungen, dass die einfache MND mit einer leichten Zunahme von Lern- und Verhaltensproblemen, besonders mit Aufmerksamkeitsproblemen und mit externalisiertem Verhalten (Hadders-Algra 2002; Batstra et al. 2003), in Zusammenhang steht, lassen vermuten, dass Änderungen im monoaminergen System eine Rolle spielen könnten.

Komplexe MND

Die Daten aus dem Groninger Perinatal-Projekt und neuere Befunde deuten darauf hin, dass 6–7 % der Schulkinder eine komplexe MND haben (Hadders-Algra 2002; Peters et al. 2010). Das bedeutet, dass sich die Prävalenz der komplexen MND, anders als die der einfachen MND, in den letzten Jahrzehnten nicht verändert hat. Die komplexe MND ist eindeutig mit pränatalen, perinatalen und neonatalen Auffälligkeiten, mit neonatalen neurologischen Befunden und Hirnläsionen, die in der Neonatalzeit nachgewiesen wurden (Hadders-Algra 2002; Barnett et al. 2002; Arnaud et al. 2007), assoziiert. Die ätiologische Ähnlichkeit der komplexen MND mit der Cerebralparese lässt vermuten, dass die komplexe MND – aus ätiologischer Sicht – als Borderlineform (Minor-Variante) der Cerebralparese angesehen werden kann. Beide, die Cerebralparese und die komplexe MND, entstehen oft infolge prä- und perinataler Auffälligkeiten (Stanley et al. 2000; Hadders-Algra 2002) – passend zu dem älteren Konzept von Knobloch und Pasamanick (1959) vom »Kontinuum der reproduktiven Unfälle«. Auch isolierte größere Ereignisse wie der neonatale Schlaganfall können zu einer Cerebralparese und zu einer komplexen MND (Barnett et al. 2002) führen. Dabei muss berücksichtigt werden, dass sich nicht alle pränatalen Schäden klinisch bemerkbar machen. Ein kleiner Teil der Reifgeborenen kann nach einer scheinbar unauffälligen Schwangerschaft und unkomplizierten Geburt eine Cerebralparese oder komplexe MND entwickeln. Aufgrund der ätiologischen Ähnlichkeit mit der Cerebralparese könnte die komplexe MND als ein Überbegriff für eine Gruppe von Kindern mit diskreten Hirnauffälligkeiten, die prä-, perioder neonatal entstanden sind (Rosenbaum et al. 2007), gelten. Höchstwahrscheinlich sind Zeitpunkt und Lokalisation dieser kleinen Läsionen bei den Kindern mit komplexer MND ebenso variabel wie bei der Cerebralparese. Zur Prüfung dieser Hypothesen sind hochauflösende bildgebende Techniken und Längsschnittuntersuchungen erforderlich.

Die komplexe MND steht stärker mit Lern-, Verhaltens- und motorischen Problemen in Zusammenhang als die einfache MND (Hadders-Algra 2002). Besonders Lernprobleme, Lese-, Rechtschreib-, Rechenschwäche, motorische Probleme (Ergebnisse im Movement-ABC < 5. Perzentile), graphomotorische Schwierigkeiten, Aufmerksamkeitsprobleme und Autismus-Spektrum-Störungen (ASD) sind mit einer komplexen MND assoziiert (Hadders-Algra 2002; Batstra et al. 2003; Punt et al. 2010; Van Hoorn et al. 2010; Peters et al. 2011; De Jong et al. 2011). Internalisiertes Verhalten ist nur schwach mit komplexer MND assoziiert, externalisiertes Verhalten ist hingegen gar nicht mit komplexer MND assoziiert, sondern eher mit einer einfachen MND (Batstra et al. 2003). Letzteres korrespondiert mit den Befunden von Breslau et al. (2000), die zeigen konnten, dass für Kinder mit niedrigem Geburtsgewicht eher internalisiertes als externalisiertes Verhalten mit »soft signs« assoziiert ist. Die Beobachtung, dass Lernprobleme eher einen Bezug zur komplexen MND haben als Verhaltensprobleme, wird durch Rutter (1982) unterstützt, der milde oder subklinische Schädigungen des sich entwickelnden Gehirns als Risikofaktoren für kognitive Dysfunktionen und weniger als Risikofaktoren für Verhaltensauffälligkeiten ansah.

Die Unterscheidung zwischen den zwei Formen der MND ist klinisch erprobt und hilfreich. Sie haben verschiedene Ätiologien und zeigen die unterschiedliche Vulnerabilität für Lern-, Verhaltens- und motorische Probleme an. Ob ein Kind mit bestimmten neurologischen Befunden jedoch Lern-, Verhaltens- oder motorische Probleme entwickelt oder nicht, hängt von vielen weiteren Kontextfaktoren ab (sozioökonomischer Status, häusliche Bedingungen, familiäre Auffälligkeiten, pädagogische Fähigkeiten der Bezugspersonen, Anwesenheit von Geschwistern und Gleichaltrigen).

10.4   Unterschiedliche Formen der MND

Dysfunktionelle Haltung und Muskeltonusregulation

Milde Dysfunktionen der Muskeltonusregulation, die mit leicht atypischen Dysfunktionen der Haltung assoziiert sind, werden als eine Form der MND angesehen. Bei der häufigsten milden Dysfunktion lassen sich eine milde diffuse Hypotonie mit einem Zusammensinken des Rumpfes (»Kollaps«) beim Sitzen, Schwierigkeiten beim Halten der ausgestreckten supinierten Arme und eine lumbale Hyperlordose im Stehen – weniger beim Gehen – beobachten. Bei Frühgeborenen ist ein leicht auffälliger (hypotoner) Muskeltonus nicht ungewöhnlich (▶ Kap. 4). Die milde Hypertonie ist eine ganz seltene Form der MND. Milde Dysfunktionen der Haltungs- und Muskeltonusregulation finden sich bei etwa 10 % aller Kinder (Batstra et al. 2003; Peters et al. 2011).

Die Haltung, wie sie in dieser Domäne beurteilt wird, bezieht sich mehr auf die statischen als auf die dynamischen Aspekte der Haltungskontrolle. Die dynamischen Aspekte werden vor allem in der Domäne »Koordination« erfasst. Beide, statische und dynamische Aspekte der Haltungskontrolle, beziehen fast alle Teile des Nervensystems mit ein (Latash und Hadders-Algra 2008).

Klinische Beobachtungen, wonach bei Störungen in Rückenmark, Hirnstamm, Kleinhirn, Basalganglien und cerebralem Cortex jeweils Auffälligkeiten in der Regulation des Muskeltonus auftreten können (Swaiman und Ashwal 1999), legen nahe, dass es sich bei milden Anomalien der Muskeltonusregulation um ein eher unspezifisches Merkmal einer neurologischen Dysfunktion handelt. Dies bestätigen auch die Beobachtungen, wonach die Dysfunktionen in der Haltungs- und Muskeltonusregulation nicht mit Verhaltensproblemen und Dysgraphie und weniger mit Lernschwierigkeiten und schlechtem Abschneiden im Movement-ABC assoziiert sind als die Dysfunktionen in den Domänen »Koordination« und »Feinmotorik« (Batstra et al. 2003; Van Hoorn et al. 2010; Peters et al. 2010).

10.5   Milde Dyskinesie

Die häufigste milde Dyskinesie ist die choreatiforme Dyskinesie. Die Prävalenz choreatiformer Bewegungen hängt vom Alter des Kindes ab. Choreatiforme Bewegungen treten bei 2–3-Jährigen nicht auf. Etwa ab 4 Jahren steigt die Prävalenz bis zum Alter von 8 Jahren, danach nimmt sie wieder ab (Prechtl 1987). Heute beobachtet man die eindeutige choreatiforme Dyskinesie seltener als in den 1950er und 1960er Jahren (▶ **Kap. 5**). Die niedrigere Prävalenz könnte mit der verbesserten perinatalen Versorgung in Zusammenhang stehen, da die neonatale Azidose einer der wenigen perinatalen Faktoren ist, der mit einer choreatiformen Dykinesie schwach assoziiert ist (Soorani-Lunging et al. 1993).

Athetotiforme Bewegungen können bei Kindern unter 6 Jahren auftreten. Bei älteren Kindern sind athetotiforme Bewegungen und Tremor nur seltene Formen der MND.

Die Annahme liegt nahe, dass choreatiforme und athetotische Dyskinesien durch eine milde Dysfunktion der Basalganglien bedingt sind, ebenso wie die schweren Formen Chorea und Athetose, die auf einer Dysfunktion dieser Strukturen beruhen (Sanger und Mink 2006). Allerdings fehlen Belege für diese strukturell-funktionelle Beziehung.

Nichtsdestoweniger passen die Ergebnisse, wonach die choreatiforme Dyskinesie klar mit Aufmerksamkeitsproblemen in Zusammenhang steht, kaum jedoch mit externalisiertem Verhalten und überhaupt nicht mit internalisiertem Verhalten (Batstra et al. 2003), zu den striatalen Ursachen dieser Form der Dyskinesie.

10.5.1   Milde Koordinationsprobleme

Die Prävalenz der milden Koordinationsprobleme ist in den letzten Jahrzehnten angestiegen. Besonders der Anteil an Kindern mit einer nicht altersentsprechenden Diadochokinese hat deutlich zugenommen (persönliche Beobachtung). Deshalb haben wir uns entschieden, die Bewertungskriterien für eine Dysfunktion in der Domäne »Koordinationsprobleme« zu verändern und sie von zwei auf drei nicht altersadäquate Testleistungen zu erhöhen (Peters et al. 2008). Dennoch stieg die Prävalenz der Koordinationsprobleme von 4 % bei Schulkindern der 1970er Geburtsjahrgänge (nach altem Kriterium; De Jong et al. 2011; Punt et al. 2010) auf 15 % bei heutigen Schulkindern (nach neuem Kriterium; Peters et al. 2011).

Koordinationsprobleme sind mit cerebellären Dysfunktionen assoziiert (Swaiman und Ashwalk 1999; Manto 2008). Interessanterweise ist das Kleinhirn der Teil des Gehirns, der einer speziellen Entwicklungswachstumskurve folgt: Sein Wachstumsspurt beginnt später (im dritten Trimester) als der des cerebralen Cortex (in der ersten Hälfte der Schwangerschaft) und endet relativ früh, etwa gegen Ende des ersten Lebensjahres (Dobbing 1974; Volpe 2009; ▶ **Abb. 1.1**). Das bedeutet, dass die vulnerable Phase des Kleinhirns und die des cerebralen Cortex zeitlich versetzt sind. Es ist nicht bekannt, ob der deutliche Anstieg der Koordinationsprobleme während der letzten Jahrzehnte mit diesem Zeitfenster der cerebellären Vulnerabilität in Verbindung steht oder nicht. Man weiß jedoch, dass es einen Zusammenhang zwischen Extremfrühgeburtlichkeit, Koordinationsproblemen und cerebellären Auffälligkeiten gibt (Soorani-Lunsing et al. 1993; Volpe 2009).

Ursprünglich wurde das Kleinhirn nur mit Koordinationsstörungen in Verbindung gebracht, es wurde aber klar, dass das Kleinhirn auch an kognitiven und neuropsychiatrischen Störungen, darunter auch Aufmerksamkeitsdefiziten, beteiligt ist (Adams et al. 1974; Nichols und Chen 1981; Steinlin 2007; Haarmeier und Their 2007; Hoppenbrouwers et al. 2008). Tatsächlich gibt es eine Assoziation von Dysfunktionen in der Domäne »Koordination« mit schlechten Ergebnissen im Movement-ABC, mit Dysgraphie, Lernstörungen, ASD, Aufmerksamkeitsproblemen und externalisiertem Verhalten (Batstra et al. 2003; Punt et al. 2010; Van Hoorn et al. 2010; De Jong et al. 2011; Peters et al. 2011).

10.5.2   Milde Probleme der Feinmotorik

Die Domäne der »Feinmotorik« basiert auf dem Abschneiden des Kindes in den folgenden drei Tests: Finger-Oppositionstest (FOT), Finger-Folgetest (FFT) und Kreistest. Es leuchtet zunächst nicht ein, dass der Finger-Folgetest und der Kreistest zur Domäne »Feinmotorik« gehören, da die dazugehörigen Bewegungen nicht klein und fein sind. Dennoch sind die drei Tests in einer Domäne zusammengefasst, da die Leistung in diesen Tests stark von einer weitverteilten Aktivierung im cerebralen Cortex und der Kommunikation beider Hemisphären abhängt (Gordon et al. 1998; Eliassen et al. 1999; Kennerley et al. 2002; Wu und Hallett 2005).

Die Prävalenz der feinmotorischen Dysfunktion ist über Jahre stabil geblieben. Sie liegt bei Schulkindern ungefähr bei 7 % (Punt et al. 2010; Peters et al. 2011). Wenn man bedenkt, dass die Domäne »Feinmotorik« großflächig im cerebralen Cortex repräsentiert ist, überrascht es nicht, dass feinmotorische Defizite nicht nur stark mit motorischen Problemen, sondern auch mit Lernstörungen in Zusammenhang stehen (Batstra et al. 2003; Van Hoorn et al. 2010; Peters et al. 2010). Solche Zusammenhänge wurden auch zwischen feinmotorischen Defiziten und ASD, Aufmerksamkeitsproblemen und in geringerem Ausmaß auch internalisiertem Verhalten (Vitiello et al. 1990; Batstra et al. 2003; Punt et al. 2010; De Jong et al., persönliche Kommunikation) beschrieben.

10.5.3   Exzessive Mitbewegungen (assoziierte Bewegungen)

Mitbewegungen sind Bewegungen, die willkürliche Bewegungen begleiten. Sie können von Spiegelbewegungen (spiegelbidlichen Mitbewegungen) unterschieden werden. »Assoziierte Bewegungen« oder »Mitbewegungen« beziehen sich auf unwillkürliche Bewegungen nichthomologer Muskelgruppen, z. B. in kontralateralen Gliedmaßen oder in anderen Körperregionen, während man unter »Spiegelbewegungen« die unwillkürlichen Bewegungen der homologen kontralateralen Muskeln (Hoy et al. 2004) versteht.

Mitbewegungen gehören zu den motorischen Phänomenen einer normalen Entwicklung. Über den neurophysiologischen Mechanismus von Mitbewegungen ist noch wenig bekannt (Hoy et al. 2004). Eine gleichzeitige Aktivierung gekreuzter corticospinaler Bahnen aus dem linken und rechten Motorcortex mag eine Rolle spielen (Mayston et al. 1999).

Spiegelbildliche Mitbewegungen sind nach dem Erreichen des primären Funktionsplateaus von motorischer Entwicklung und Reifung klinisch (fast) nicht mehr zu beobachten (> 10–12 Jahre). Sind sie dann doch noch signifikant beobachtbar, können sie als atypisch gelten (Reitz und Müller 1998; Kuthz-Buschbeck et al. 2000).

Die Aktivität assoziierter Bewegungen bei Kindern ist durch eine große Variabilität gekennzeichnet: sowohl interpersonell wie intrapersonell (Wolff et al. 1983; Vitiello et al. 1989; Gasser et al. 2007, 2009). Kinder können bei einer Aufgabe übermäßig assoziierte Bewegungen zeigen, bei einer anderen hingegen gar keine. Es ist trotzdem klar, dass assoziierte Bewegungen mit zunehmendem Alter nachlassen (Connolly und Stratton 1968; Lazarus und Todor 1987; Gasser et al. 2007, 2009), möglicherweise durch den zunehmenden Einfluss transcallosaler Inhibition (Mayston et al. 1999).

Das Ausmaß der assoziierten Bewegungen hängt nicht nur vom Alter des Kindes, sondern auch von der Art der Aufgabe ab. Komplexere Aufgaben, Aufgaben, die mehr Anstrengung oder Kraft erfordern, haben eine Zunahme der assoziierten Bewegungen zur Folge (Connolly und Stratton 1968; Szatmari und Taylor 1984; Lazarus und Todor 1987; Gasser et al. 2009). Interessanterweise zeigen Mädchen weniger assoziierte Bewegungen als Jungen (Connolly und Stratton 1968; Gasser et al. 2007, 2009). Es ist unklar, ob dieser Geschlechtsunterschied auf den komplexen und feinen Unterschieden bei der Hirnentwicklung von Jungen und Mädchen (Durston et al. 2001) oder auf der höheren Prävalenz der MND bei Jungen beruht (Hadders-Algra 2002). Bekannt ist, dass eine neurologische Funktionsstörung mit einer erhöhten Prävalenz von Mitbewegungen assoziiert ist (Abercrombie et al. 1964; Cohen et al. 1967). Diese Assoziation kann direkt sein; das bedeutet, dass die nicht altersadäquaten assoziierten Bewegungen niederschwellig und unabhängig von der Komplexität der Aufgabe auftreten. Die Assoziation kann jedoch auch indirekt sein und darauf beruhen, dass ein Kind mit einer milden Dysfunktion im Sinne von Koordinationsproblemen oder feinmotorischen Defiziten sich bei den Aufgaben mehr anstrengen muss.

Aufgrund der in jedem Alter großen intra- und interindividuellen Unterschiede bei den assoziierten Bewegungen haben die typischen Befunde eine große Streuung. Das bedeutet, dass die Domäne »Exzessive Mitbewegungen« mit einer geringen Prävalenz von etwa 1 % bei Kindern auftritt (Punt et al. 2010; Peters et al. 2011). Exzessive assoziierte Bewegungen treten häufiger bei Kindern mit Verhaltensproblemen (Szatmari und Taylor 1984), ASD (De Jong et al. 2011) und Dyslexie (Punt et al. 2010) auf.

10.5.4 Milde Hirnnervendysfunktion

Milde Hirnnervendysfunktionen sind eine seltene Erscheinungsform der MND. Sie manifestieren sich am häufigsten als geringfügige Funktionsstörungen des Nervus abducens oder des Nervus facialis (Hadders-Algra et al. 1986). Diese Dysfunktionen können isoliert auftreten, sind jedoch häufiger bei Kindern mit mehreren Symptomen einer MND zu beobachten. Die milde Hirnnervendysfunktion hat als singuläres Phänomen nur geringe klinische Bedeutung; sie kann in erster Linie als Marker für die Schwere einer MND angesehen werden.

10.5.5 Milde Sensorische Dysfunktion

Nur wenige Regelschulkinder erfüllen die Kriterien für eine Milde Sensorische Dysfunktion. Man muss sich darüber im Klaren sein, dass die Prüfung sensorischer Funktionen im Rahmen der MND-Untersuchung wenig sensitiv ist. Dies erklärt die fehlende Assoziation zwischen der Domäne »sensorische Dysfunktion« und dem schlechten Abschneiden im Movement ABC oder in einem Test auf Dysgraphie (Van Hoorn et al. 2010; Peters et al. 2011). Bekannterweise finden sich bei Kindern mit entwicklungsbedingten Koordinationsstörungen (DCD), wenn man sie gezielt untersucht, sensorische Auffälligkeiten wie Defizite der Propriozeption (erkennbar an beeinträchtigten Zielbewegungen bei fehlender visueller Kontrolle; Smyth und Mason 1998), der Sehschärfe (Evenson et al. 2009), der komplexen räumlich-visuellen Wahrnehmung (Wilson und McKenzie 1998) und der Kinästhetik (Wilson und McKenzie 1998). Die fehlende Assoziation zwischen sensorischen Dysfunktionen und motorischen Defiziten steht in gewissem Widerspruch zur positiven Assoziation von sensorischer Dysfunktion mit ASS. Eine aktuelle Studie ergab, dass etwa 15 % der Kinder mit ASS eine solche Dysfunktion aufweisen (De Jong et al. 2011).

10.6 Anwendung der Untersuchung in der Forschung

Die Untersuchung auf MND dient in erster Linie der klinischen Praxis; sie kann jedoch auch in der Forschung eingesetzt werden. Die MND wurde z. B. als Ausgangsvariable in Studien genutzt, darunter Studien zur Assoziation neurologischer Befunde mit Frühgeburtlichkeit (Hadders-Algra et al. 1988 b; Fallang et al. 2005; Arnaud et al. 2007), intrauteriner Wachstumsretardierung (Ley et al. 1996), perinataler Asphyxie (Barnett et al. 2002), neonataler neurologischer Dysfunktion (Hadders-Algra et al. 1986, 1988 c; Soorani-Lunsing et al. 1993), intracytoplasmatischer Spermieninjektion (Knoester et al. 2007) und postnataler Nahrungsergänzung mit vielfach ungesättigten langkettigen Fettsäuren (De Jong et al. 2010). Das Ergebnis kann in Schwere oder Art der MND angegeben werden.

10.7   Der Neurologische Optimalitäts-Score (NOS)

Die Untersuchung auf MND kann auch als Neurologischer Optimalitäts-Score beschrieben werden (NOS; Touwen et al. 1980; Huisman et al. 1995). Zur Berechnung des NOS wurden für die Untersuchungsitems Optimalitätsbereiche definiert. Die Anzahl der Items im optimalen Bereich ergibt den NOS (Bereich von 0–64; ▶ Tab. 10.3). Es ist wichtig, sich zu vergegenwärtigen, dass es einen konzeptionellen Unterschied zwischen typischen Befunden und denen der Optimalität gibt, denn der Bereich für optimales Verhalten kann enger sein als der für typisches Verhalten (Prechtl 1980). Deshalb können mit dem NOS auch feine Unterschiede des neurologischen Befunds erfasst werden. Beispielsweise erlaubt der NOS bei einer Untersuchung von Kindern mit 18 Monaten, einen positiven Effekt der langkettigen mehrfach ungesättigten Fettsäuren und einen negativen Effekt der sogenannten »trans-Fettsäuren« auf die sogenannte pränatale Programmierung zu diskutieren (Bouwstra et al. 2006).

Tab. 10.3: Neurologischer Optimalitäts-Score (NOS; siehe De Jong et al. 2010)

Domäne	Alter in Jahren	Kriterien für Optimalität
Haltung & Tonus		
1) Sitzen, Stehen, Gehen	≥ 4	selbstständig möglich
2) Haltung im Sitzen	≥ 4	typische Haltung von Kopf, Rumpf, Armen und Beinen
3) Ausstrecken der Arme in Pronation und Supination im Sitzen	≥ 4	ist fähig, die Arme stabil im Raum zu halten
4) willkürliche Entspannung	≥ 4	leicht möglich
5) Muskelkraft an Kopf, Rumpf, Armen und Beinen	≥ 4	für das Alter typische Muskelkraft
6) Muskeltonus an Kopf und Rumpf	≥ 4	typischer Muskeltonus
7) Muskeltonus an Armen und Beinen	≥ 4	typischer Muskeltonus
8) Bewegungsradius von Kopf, Rumpf, Armen und Beinen	≥ 4	typischer Radius
9) Haltung im Stehen	≥ 4	typische Haltung von Kopf, Rumpf, Armen und Beinen
10) Haltung im Gehen	≥ 4	typische Haltung von Kopf, Rumpf, Armen und Beinen
11) Zehenspitzen-, Fersengang	≥ 4	kann auf Zehenspitzen und auf Fersen gehen

Tab. 10.3: Neurologischer Optimalitäts-Score (NOS; siehe De Jong et al. 2010) – Fortsetzung

Domäne	Alter in Jahren	Kriterien für Optimalität
Reflexe		
12) Reflexschwelle von Biceps-, Triceps-, Patellarsehnen-, Achillessehnenreflex	≥ 4	alle Reflexschwellen typisch
13) Reflexintensität von Biceps-, Triceps-, Patellarsehnen-, Achillessehnenreflex	≥ 4	alle Reflexintensität typisch
14) Fußsohlenreaktion (Plantarreaktion/ Babinski-Reaktion)	≥ 4	symmetrische Plantarflexion oder keine Reaktion
15) Fußgreifreflex	≥ 4	beidseits nicht auslösbar
16) Bauchhautreflex	≥ 4	symmetrisch auslösbar
Unwillkürliche Bewegungen		
17) Choreatiforme Bewegungen im Sitzen mit/ohne Streckung der Arme	≥ 4	keine
18) Athetotiforme Bewegungen im Sitzen mit/ohne Streckung der Arme	≥ 4	keine
19) Tremor im Sitzen mit/ohne Streckung der Arme	≥ 4	kein Tremor
20) Test auf unwillkürliche Bewegungen im Stehen: distale choreatiforme Bewegungen	≥ 4	keine
21) Test auf unwillkürliche Bewegungen im Stehen: proximale choreatiforme Bewegungen	≥ 4	keine
22) Test auf unwillkürliche Bewegungen im Stehen: athetotiforme Bewegungen	≥ 4	keine
23) Test auf unwillkürliche Bewegungen im Stehen: Tremor	≥ 4	kein Tremor
24) Choreatiforme Augenbewegungen bei Fixation und Blickfolgebewegungen	≥ 4	keine
25) Choreatiforme Bewegungen des Gesichts bei Fixation und Blickfolgebewegungen	≥ 4	keine
26) Choreatiforme Bewegungen der Zunge beim Herausstrecken	≥ 4	keine
Koordination und Gleichgewicht		
27) Kicken im Sitzen	≥ 4	typischer Befund

Tab. 10.3: Neurologischer Optimalitäts-Score (NOS; siehe De Jong et al. 2010) – Fortsetzung

Domäne	Alter in Jahren	Kriterien für Optimalität
28) Reaktion auf leichten Stoß im Sitzen	≥ 4	typischer Befund
29) Reaktion auf leichten Stoß im Stehen	≥ 4	typischer Befund
30) Romberg-Test	≥ 4	typischer Befund
31) Diadochokinese	≥ 4	typischer Befund
32) Finger-Nase-Test	≥ 4	typischer Befund
33) Finger-Finger-Test	≥ 4	typischer Befund
34) Seiltänzergang	≥ 4	typischer Befund
35) Einbeinstand	4	auf jedem Bein ≥ 5 s
	5	auf jedem Bein ≥ 10 s
	6	auf jedem Bein ≥ 15 s
	7–9	auf jedem Bein ≥ 20 s
	≥ 10	auf jedem Bein ≥ 20 s, keine Flexion der Zehen, kein Hin- und Herschwingen
36) Einbeinhüpfen	4	auf jedem Bein ≥ 5 Hüpfer
	5	auf jedem Bein ≥ 10 Hüpfer
	6	auf jedem Bein ≥ 15 Hüpfer
	7–9	auf jedem Bein ≥ 20 Hüpfer
	≥ 10	auf jedem Bein ≥ 20 Hüpfer, auf derselben Stelle, auf Zehenspitzen
37) Knie-Hacken-Versuch	≥ 5	typischer Befund
Feinmotorik		
38) Finger-Oppositionstest: Flüssigkeit	4	bereits optimal, wenn der Test noch nicht ausgeführt werden kann
	≥ 5	typischer Befund
39) Finger-Oppositionstest: Wechsel	4	bereits optimal, wenn der Test noch nicht ausgeführt werden kann
	≥ 5	typischer Befund
40) Finger-Folgetest	≥ 4	typischer Befund

Tab.10.3: Neurologischer Optimalitäts-Score (NOS; siehe De Jong et al. 2010) – Fortsetzung

Domäne	Alter in Jahren	Kriterien für Optimalität
41) Kreistest: in Gegenrichtung	≥ 4	typischer Befund
42) Kreistest: in die gleiche Richtung	4	bereits optimal, wenn der Test noch nicht ausgeführt werden kann
	≥ 5	typischer Befund
43) Kreistest: Richtungswechsel	4	bereits optimal, wenn der Test noch nicht ausgeführt werden kann
	≥ 5	typischer Befund
Assoziierte Bewegungen		
44) Mundöffnen-Fingerspreiz-Phänomen	≥ 4	typischer Befund
45) assoziierte Bewegungen bei der Diadochokinese	≥ 4	typischer Befund
46) assoziierte Bewegungen beim Finger-Oppositionstest	4	bereits optimal, wenn der Test noch nicht ausgeführt werden kann
	≥ 5	typischer Befund
47) Assoziierte Bewegungen beim Zehenspitzengang	≥ 4	typischer Befund
48) Assoziierte Bewegungen beim Fersengang	≥ 4	typischer Befund
Sensorische Funktionen		
49) Graphästhesie	4	bereits optimal, wenn der Test noch nicht ausgeführt werden kann
	≥ 5	typischer Befund
50) Kinästhesie	4	bereits optimal, wenn der Test noch nicht ausgeführt werden kann
	≥ 5	typischer Befund
51) Lagesinn	4	bereits optimal, wenn der Test noch nicht ausgeführt werden kann
	≥ 5	typischer Befund
52) Sehen	≥ 4	typisch, keine Brillen-/Sehkorrektur
53) Hören	≥ 4	typischer Befund

Tab. 10.3: Neurologischer Optimalitäts-Score (NOS; siehe De Jong et al. 2010) –
Fortsetzung

Domäne	Alter in Jahren	Kriterien für Optimalität
Hirnnervenfunktion		
54) Mimik	≥ 4	typisch
55) Augenstellung	≥ 4	typisch
56) Fixation mit den Augen	≥ 4	typisch
57) Pupillenreaktionen	≥ 4	typisch
58) Verfolgungsbewegungen der Augen	≥ 4	typisch in alle Richtungen
59) Nystagmus	≥ 4	keine
60) Gesichtsfeld	≥ 4	typisch
61) Zungenmotilität	≥ 4	typisch
62) Sprache	≥ 4	typisch
63) Gaumenbögen	≥ 4	typisch
64) Qualität des Gehens	≥ 4	typisch

10.8   Nutzen in der klinischen Praxis

Die Untersuchung auf MND liefert Informationen über den neurologischen
Zustand des Kindes. Der neurologische Befund im Sinne einer MND kann
helfen, das Risiko für Motorik-, Lern- oder Verhaltensprobleme beim Kind
abzuschätzen. Es ist jedoch wichtig zu bedenken, dass der neurologische Befund nur ein Faktor ist – und zwar einer auf der (ICF-)Ebene der körperlichen
Funktion –, der determiniert, ob ein Kind Defizite in motorischen, akademi-
schen oder Verhaltensbereichen entwickeln wird, die seine Teilhabe/Partizi-
pation beeinträchtigen können.

10.8.1   MND und Therapieindikation

In der klinischen Praxis ist vor allem die Schwere der MND von Bedeutung.
Der Nachweis einer einfachen MND spricht für eine typische, wenn auch
nicht optimale Hirnfunktion und Hirnreifung. Das nichtoptimale Gehirn
könnte leichte Auffälligkeiten im Dopamin-, Serotonin- oder Noradrenalin-
kreislauf aufweisen und somit die optimale Adaption beeinträchtigen (Sara
2009). Der Nachweis eines typischen, wenn auch nicht optimal funktionie-
renden Nervensystems bei Kindern mit Entwicklungsstörungen kann be-

deuten, dass das Kind im Großen und Ganzen in der Lage sein wird, durch Training von Fertigkeiten, gute Erziehung und kleine Anpassungen bei bestimmten Aufgaben ein Normalmaß an Aktivität und Partizipation zu erreichen (Hadders-Algra 2000 b).

Der Nachweis einer komplexen MND kann bedeuten, dass hier zwar milde Dysfunktionen, aber bezogen auf mehrere neurale Systeme vorliegen. Die ätiologische Analogie zur Cerebralparese lässt vermuten, dass die komplexe MND durch diskrete Strukturänderungen des Gehirns bedingt sein kann, die prä-, peri- oder neonatal entstanden sein könnten. Man vermutet, dass diese Art von Hirndysfunktion mit zwei Problemen einhergeht: 1) mit einem begrenzten Repertoire an Verhaltensstrategien und 2) mit Schwierigkeiten, das Verhalten an die Besonderheiten einer Situation anzupassen (Hadders-Algra 2000 b). Infolge dieses begrenzten strategischen Repertoires hat das Kind nur begrenzte Möglichkeiten, bestimmte Fertigkeiten zu erlangen (Hadders-Algra 2000 b, 2003). Das kann für Kinder mit Verhaltensstörungen und komplexer MND bedeuten, dass zusätzlich zu Training und pädagogischer Unterstützung auch eine medikamentöse Behandlung (bei Kindern mit Verhaltensauffälligkeiten wie ADHS) oder auch eine Hilfsmittelversorgung erwogen werden sollte. Bei Kindern mit motorischen Defiziten könnte dies beispielsweise die Versorgung mit passenden Schreibgeräten, einem Laptop zum Schreiben oder einer speziellen Sitzvorrichtung einschließen (Hadders-Algra und Brogren Carlberg 2008; Van Hoorn et al. 2010).

Die Dysfunktionsdomänen mit der größten klinischen Bedeutung sind Feinmotorik- und Koordinationsprobleme. Diese beiden Bereiche spiegeln eine Funktionsstörung komplexer corticaler und supraspinaler Kreisläufe wider. Es ist daher nicht verwunderlich, dass gerade diese Domänen am stärksten mit Motorik-, Lern- und psychiatrischen Störungen assoziiert sind. Milde Dysfunktionen in den Domänen »Haltung« und »Muskeltonusregulation« korrelieren nur schwach mit Verhaltensstörungen und motorischen Defiziten. Damit wird die These gestützt, dass es bei Kindern mit DCD in der Therapie vor allem um das Training alltagsrelevanter Funktionen – wie in den Programmen für eine kognitive Orientierung auf alltägliche Fertigkeiten (CO-OP; Sangster et al. 2005) – und neuromotorischer Aufgaben (Niemeijer et al. 2007) gehen sollte und nicht um die Muskeltonusregulation, wie es in einigen traditionellen entwicklungsneurologischen Behandlungsmethoden der Fall ist (Howle 2002).

10.8.2   MND und Prognose

Als Folge der eindrucksvollen Veränderungen bei der Hirnentwicklung kann sich der neurologische Befund des Kindes über die Jahre ändern. Er kann sich verbessern, verschlechtern oder stabil bleiben (Hertzig 1982; Hadders-Algra 2002; Schothorst et al. 2007). Dennoch haben Kinder, bei denen im Schulalter eine komplexe MND diagnostiziert wird, ein hohes Risiko, auch im Jugendalter eine komplexe MND aufzuweisen (Soorani-Lunsing et al. 1993, Hadders-Algra 2002).

Nur wenige Studien haben sich mit der Langzeitprognose einer MND im Schulalter beschäftigt. Shaffer et al. (1985) berichteten, dass die Schwere der MND im Alter von 7 Jahren mit dem Risiko für kognitive Defizite im Alter von 17 Jahren korreliert. Diese Studie ergab zudem, dass es einen Zusammenhang zwischen dem Vorliegen (nicht der Schwere) einer milden Dysfunktion mit 7 Jahren und psychiatrischen Erkrankungen mit 17 Jahren gibt; dies zeigte sich insbesondere anhand einer Zunahme von Angst und Rückzugsverhalten. Die Rate der Erziehungsprobleme und von ADHS im Alter von 17 Jahren war hingegen bei denjenigen Kindern, die im Alter von 7 Jahren eine MND hatten, nicht erhöht. Eine Studie von Schothorst und Kollegen (2007) kam zu dem Ergebnis, dass eine MND im Schulalter das Risiko für eine psychiatrische Erkrankung im Alter von 15–17 Jahren erhöht – und zwar vor allem dann, wenn die Symptome einer MND bis zum Jugendalter persistieren. Rasmussen und Gillberg (2000) beobachteten Kinder mit verschiedenen entwicklungsneurologischen Auffälligkeiten ab dem Schulalter. Sie berichteten, dass im Alter von 22 Jahren besonders diejenigen Jugendlichen einen ungünstigen Verlauf im Hinblick auf Schulleistungen, psychiatrische Erkrankungen und Kriminalität hatten, die Defizite in den Bereichen Aufmerksamkeit, motorische Kontrolle und Perzeption (DAMP) aufwiesen. Diese Konstellation ist durch multiple cerebrale Dysfunktionen charakterisiert und Kinder mit DAMP weisen häufig eine komplexe MND auf (Jucaite et al. 2003). Diese Daten bestätigen, dass besonders die Schwere der neurologischen Dysfunktion prognostisch bedeutsam ist (Rutter 1982).

10.9   Abschließende Bemerkungen

Die Untersuchung auf MND ermöglicht die Planung einer zielgerichteten therapeutischen Versorgung von Kindern mit motorischen, Lern- und Verhaltensstörungen. Vor allem die Einteilung in eine einfache und eine komplexe Form der MND ist klinisch relevant und dabei praktikabel. Die komplexe MND ist eindeutig mit auch späteren motorischen, Lern- und Verhaltensproblemen assoziiert, sie erhöht das Risiko für spätere psychiatrische Erkrankungen und sie erhöht das Risiko für Schulversagen.

Auch aus diesem – ganz lebensnahen – Blickwinkel ist das Konzept der MND eine geeignete Grundlage für präventive Interventionen und deren Überprüfung im Längsschnitt.

Literatur

Abercrombie MLJ, Lindon RL, Tyson MC (1964) Associated movement in normal and physically handicapped children. Dev Med Child Neurol 6:573–80.

Adams RM, Kocsis JJ, Estes RE (1974) Soft neurological signs in learning disabled children and controls. Am J Dis Child 128:614–8.

Allen MC (2008) Neurodevelopmental outcomes of preterm infants. Curr Opin Neurol 21:123–8.

American Psychiatric Association (1980) Diagnostic and Statistical Manual of Mental Disorder (3rd edn) (DSM–IIII). Washington, DC: APA.

American Psychiatric Association (2000) Diagnostic and Statistical Manual of Mental Disorder (4th edn) (DSM–IV). Washington DC: APA.

Angold A, Costello FJ, Erkanli A (1999) Comorbidity. J Child Psychol Psychiatry 40:57–87.

Annett M (1979) Family handedness in three generations predicted by the right shift theory. Ann Hum Genet 42:479–91.

Arnaud C, Daubisse-Marliac L, White-Koning M, Pierrat V, Larroque B, Grandjean H, Alberge C, Marret S, Burguet A, Ancel PY, Supernant K, Kaminski M (2007) Prevalence and associated factors of minor neuromotor dysfunctions at age 5 years in prematurely born children: the EPIPAGE Study. Arch Pediatr Adolesc Med 161:1053–61.

Babinski JF (1902) Sur le role du cervelet dans les actes volitionnels necessitant une succession rapide de mouvements (diadococinese). Rev Neurol 10:1013–5.

Baraldi P, Porro CA, Serafini M, Pagnoni G, Marari C, Corazza R, Nichelli P (1999) Bilateral representation of sequential finger movements in human cortical areas. Neurosci Lett 269:95–8.

Barlow CF (1974) »Soft signs« in children with learning disorders. Am J Dis Child 128:605–6.

Barnea-Goraly N, Menon V, Eckert M, Tamm L, Bammer R, Karchemskiy A, Dant CC, Reiss AL (2005) White matter development during childhood and adolescence: a cross-sectional diffusion tensor imaging study. Cereb Cortex 15:1848–54.

Barnett A, Mercuri E, Rutherford M, Haataja L, Frisone MF, Henderson S, Cowan F, Dubowitz L (2002) Neurological and perceptual-motor outcome at 5–6 years of age in children with neonatal encephalopathy: relationship with neonatal brain MRI. Neuropediatrics 33:242–8.

Bastian AJ (2006) Learning to predict the future: the cerebellum adapts feedforward movement control. Curr Opin Neurobiol 16:645–9.

Batstra L, Neeleman J, Hadders-Algra M (2003) The neurology of learning and behavioral problems in pre-adolescent children. Acta Psychiatr Scand 108:92–100.

Batstra L, Neeleman J, Elsinga C, Hadders-Algra M (2006) Psychiatric multimorbidity in young adults is related to a chain of pre- and perinatal adversities. Early Hum Dev 82:721–9.

Bax MCO, Mac Keith RC (1963) Minimal Cerebral Dysfunction. Clin Dev Med 10. London: Heinemann Medical Books.

Berninger VW, Colwell SO (1985) Relationships between neurodevelopmental and educational findings in children aged 6 to 12 years. Pediatrics 75:697–702.

Boecker H, Jankowski J, Ditter P, Scheef L (2008) A role of the basal ganglia and midbrain nuclei for initiation of motor sequences. Neuroimage 39:1356–69.

Bouwstra H, Dijck-Brouwer DAJ, Decsi T, Boehm G, Boersma ER, Muskiet FAJ, Hadders-Algra M (2006) Neurological condition at 18 months: positive association with venous umbilical DHA-status and negative association with umbilical trans-fatty acids. Pediatr Res 60:1–7.

Breslau N, Chilcoat HD, Johnson EO, Andreski P, Lucia VC (2000) Neurologic soft signs and low birthweight: their association and neuropsychiatric implications. Biol Psychiatry 47:71–9.

Brown G, Chadwick O, Shaffer D, Rutter M, Traub M (1981) A prospective study of children with head injuries: III Psychiatric sequelae. Psychol Med 11:63–78.

Bruininks RH (1978) Bruininks-Oseretsky Test of Motor Proficiency. Circle Pines, MN: American Guidance Service.

Cannon M, Byrne M, Cassidy B, Larkin C, Horgan R, Sheppard NP, O'Callaghan E (1995). Prevalence and correlates of mixed-handedness in schizophrenia. Psychiatry Res 59:119–25.

Capute AJ, Shapiro BK, Palmer FB (1981) Spectrum of developmental disabilities. Orthop Clin North Am 12:3–22.

Carson RG, Thomas J, Summers JJ, Walters MR, Semjen A (1997) The dynamics of bimanual circle drawing. Q J Exp Psychol A 50:664–83.

Chadwick O, Rutter M, Brown G, Shaffer D, Traub M (1981) A prospective study of children with head injuries: II Cognitive sequelae. Psychol Med 11:49–61.

Cioni G, Duchini F, Milianti B, Paolicelli PB, Sicola E, Boldrini A, Ferrari A (1993) Differences and variations in the patterns of early independent walking. Early Hum Dev 35:193–205.

Close J (1973) Scored neurological examination in pharmacotherapy of children. Psychopharmacol Bull special issue (pharmacotherapy of children): 142–8.

Cohen HJ, Taft LT, Mahadeviah MS, Birch HG (1967) Developmental changes in overflow in normal and aberrantly functioning children. J Pediatr 71:39–47.

Connolly K, Stratton P (1968) Developmental changes in associated movements. Dev Med Child Neurol 10:49–56.

Contreras-Vidal JL, Bo J, Boudreau JP, Clark JE (2005) Development of visuomotor representations for hand movement in young children. Exp Brain Res 162:155–64.

Corbetta D, Thelen E (1996) Lateral biases and fluctuations in infants' spontaneous arm movements and reaching. Dev Psychobiol 34:237–55.

De Graaf-Peters VB, Hadders-Algra M (2006) Ontogeny of the human central nervous system: what is happening when? Early Hum Dev 82:257–66.

De Guise E, Lassonde M (2001) Callosal contribution to procedural learning in children. Dev Neuropsychol 19:253–72.

De Jong M, Punt M, De Groot E, Hielkema T, Struik M, Minderaa RB, Hadders-Algra M (2009) Symptom diagnostics based on clinical records: a tool for scientific research in child psychiatry? Eur Child Adoles Psychiatry 18:257–64.

De Jong C, Kikkert HK, Fidler V, Hadders-Algra M (2010) The Groningen LCPUFA-study: effect of postnatal long-chain polyunsaturated fatty acids in healthy term infants on neurological condition at 9 years. Br J Nutr 7:1–7.

De Jong M, Punt M, De Groot E, Minderaa RB, Hadders-Algra M (2011) Minor neurological dysfunction in children with an autistic spectrum disorder. Dev Med Child Neurol 53:641–6.

Denckla MB (1973) Development of speed in repetitive and successive finger-movements in normal children. Dev Med Child Neurol 15:635–45.

Denckla MB (1974) Development of motor co-ordination in normal children. Dev Med Child Neurol 16:729–41.

Denckla MB (1985) Revised Neurological Examination for Subtle Signs. Psychopharmacol Bull 21:773–800.

Denckla MB, Rudel RG (1978) Anomalies of motor development in hyperactive boys. Ann Neurol 3:231–3.

De Vries AM, De Groot L (2002) Transient dystonias revisited: a comparative study of preterm and term children at 2 1/2 years of age. Dev Med Child Neurol 44:415–21.

Dietz V (1992) Human neuronal control of automatic functional movements. Interaction between central programs and afferent input. Physiol Rev 72:33–69.

Dobbing J (1974) The later growth of the brain and its vulnerability. Pediatrics 53:2–6.

Drillien CM (1972) Abnormal neurologic signs in the first year of life in low-birthweight infants: possible prognostic significance. Dev Med Child Neurol 14:575–84.

Durston S, Hulshoff Pol HE, Casey BJ, Giedd JN, Buitelaar JK, van Engeland H (2001) Anatomical MRI of the developing human brain: what have we learned? J Am Acad Child Adolesc Psychiatry 40:1012–20.

Elia J, Ambrosini P, Berrettini W (2008) ADHD characteristics: I. Concurrent co-morbidity patterns in children & adolescents. Child Adolesc Psychiatry Ment Health 3:15.

Eliassen JC, Baynes K, Gazzaniga MS (1999) Direction information coordinated via the posterior third of the corpus callosum during bimanual movements. Exp Brain Res 128:573–7.

Escolar DM, Leshner RT (2006) Muscular dystrophies. In: Swaiman KF, Ashwal S, Ferriero DM, editors. Pediatric Neurology, Principles and Practice (4th edn). Philadelphia, PA: Mosby. S. 1969–2013.

Evensen KAI, Lindqvist S, Indredavik MS, Skranes J, Brubakk AM, Vik T (2009) Do visual impairments affect risk of motor problems in preterm and term low birth weight adolescents. Eur J Paddiatr Neurol 13:47–56.

Fallang B, Saugstad OD, Hadders-Algra M (2000) Goal directed reaching and postural control in supine position in healthy infants. Behav Brain Res 115:9–18.

Fallang B, Øien I, Hellem E, Saugstad OD, Hadders-Algra M (2005) Quality of reaching and postural control in young preterm infants is related to neuromotor outcome at 6 years. Pediatr Res 58:347–53.

Farmer SE (2003) Key factors in the development of lower limb co-ordination: implications for the acquisition of walking in children with cerebral palsy. Disabil Rehabil 25:807–16.

Fellick JM, Thomson APJ, Sills J, Hart CA (2001) Neurological soft signs in mainstream pupils. Arch Dis Child 85:371–4.

Flitcroft DI, Adams GG, Robson AG, Holder GE (2005) Retinal dysfunction and refractive errors: an electrophysiological study of children. Br J Ophthalmol 89:484–8.

Fleuren KM, Smit LS, Stijnen T, Hartman A (2007). New reference values for the Alberta Infant Motor Scale need to be established. Acta Paediatr 96:424–7.

Freitag CM, Kleser C, Schneider M, von Gontard A (2007) Quantitative assessment of neuromotor function in adolescents with high functioning autism and Asperger Syndrome. J Autism Dev Disord 37:948–59.

Fryer SK, Frank LR, Spadoni AD, Theilmann RJ, Nagel BJ, Schweinsburg AD, Tapert SF (2008) Microstructural integrity of the corpus callosum linked with neuropsychological performance in adolescents. Brain Cogn 67:225–33.

Gardner-Medwin D, Johnston HM (1984) Severe muscular dystrophy in girls. J Neurol Sci 64:79–87.

Gasser T, Rousson V, Caflisch J, Jenni OG (2009) Development of motor speed and associated movements from 5 to 18 years. Dev Med Child Neurol 52:256–63.

Gasser T, Rousson V, Caflisch J, Largo R (2007) Quantitative reference curves for associated movements in children and adolescents. Dev Med Child Neurol 49: 608–14.

Gesell A, Ames LB (1947) The development of handedness. J Genet Psychol 70:155–75.

Gillberg C, Kadesjö B (2003) Why bother about clumsiness? The implications of having developmental coordination disorder (DCD). Neural Plast 10:59–68.

Goez H, Zelnik N (2008) Handedness in patients with developmental coordination disorder. J Child Neurol 23:151–4.

Goodale MA, Westwood DA (2004) An evolving view of duplex vision: separate but interacting cortical pathways for perception and action. Curr Opin Neurobiol 14:203–11.

Gordon AM, Lee JH, Flament D, Ugurbil K, Ebner TJ (1998) Functional magnetic resonance imaging of motor, sensory, and posterior parietal cortical areas during performance of sequential typing movements. Exp Brain Res 121:153–66.

Groen SE, de Blécourt ACE, Postema K, Hadders-Algra M (2005) Quality of general movements predicts neuromotor development at the age of 9–12 years. Dev Med Child Neurol 47:731–8.

Haarmeier T, Thier P (2007) The attentive cerebellum – myth or reality. Cerebellum 6:177–83.

Hadders-Algra M (2000a) The Neuronal Group Selection Theory: an attractive framework to explain variation in normal motor development. Dev Med Child Neurol 42:566–72.

Hadders-Algra M (2000b) The Neuronal Group Selection Theory: promising principles for understanding and treating developmental motor disorders. Dev Med Child Neurol 42:707–15.

Hadders-Algra M (2002) Two distinct forms of minor neurological dysfunction: perspectives emerging from a review of data of the Groningen Perinatal Project. Dev Med Child Neurol 44:561–71.

Hadders-Algra M (2003) Developmental coordination disorder: is clumsy motor behaviour caused by a lesion of the brain at early age? Neural Plast 10:39–50.

Hadders-Algra M (2004) General movements: a window for early identification of children at high risk of developmental disorders. J Pediatr 145:S12–8.

Hadders-Algra M (2007) Atypical performance: how do we deal with that? Dev Med Child Neurol 49:323.

Hadders-Algra M, Brogren Carlberg E (2008) Postural Control: A Key Issue in Developmental Disorders. Clin Dev Med 179. London: Mac Keith Press.

Hadders-Algra M, Touwen BCL, Huisjes HJ (1986) Neurologically deviant newborns: neurological and behavioural development at the age of six years. Dev Med Child Neurol 28:569–78.

Hadders-Algra M, Huisjes HJ, Touwen BCL (1988a) Perinatal risk factors and minor neurological dysfunction: significance for behaviour and school achievement at nine years. Dev Med Child Neurol 30: 482–91.

Hadders-Algra M, Huisjes HJ, Touwen BCL (1988b) Preterm or small-for-gestational-age infants. Neurological and behavioural development at the age of 6 years. Eur J Pediatr 147:460–7.

Hadders-Algra M, Huisjes HJ, Touwen BCL (1988c) Perinatal correlates of major and minor neurological dysfunction at schoolage – a multivariate analysis. Dev Med Child Neurol 30:472–81.

Hadders-Algra M, Nakae Y, Van Eykern LA, Klip-Van den Nieuwendijk AWJ, Prechtl HFR (1993) The effect of behavioural state on general movements in healthy full-term newborns. A polymyographic study. Early Hum Dev 35:63–79.

Hadders-Algra M, Brogren E, Forssberg H (1998) Development of postural control – differences between ventral and dorsal muscles? Neurosci Biobehav Rev 22:501–6.

Heineman KR, Hadders-Algra M (2008) Evaluation of neuromotor function in infancy – a systematic review of available methods. J Dev Behav Pediatr 29:315–23.

Hempel MS (1993a) Neurological development during toddling age in normal children and children at risk of developmental disorders. Early Hum Dev 34:47–57.

Hempel MS (1993b) The Neurological Examination for Toddler-Age. PhD-Thesis, University of Groningen.

Henderson SE, Sugden DA (2007). The Movement Assessment Battery for Children (2nd edn). London: Harcourt Assessment.

Hermsdörfer J, Goldenberg G (2002) Ipsilesional deficits during fast diadochokinetic hand movements following unilateral brain damage. Neuropsychologia 40:2100–15.

Hertzig ME (1981) Neurological »soft« signs in low-birthweight children. Dev Med Child Neurol 23:778–91.

Hertzig ME (1982) Stability and change in nonfocal neurologic signs. J Am Acad Child Psychiatry 21:231–6.

Hertzig ME (1987) Nonfocal neurological signs in low birthwieght children. In: Tupper DE, editor. Soft Neurological Signs. New York: Grune & Stratton. S. 255–78.

Hirsch G, Wagner B (2004) The natural history of idiopathic toe-walking: a long-term follow-up of fourteen conservatively treated children. Acta Paediatr 93:196–9.

Holder EW, Tarnowski KJ, Prinz RJ (1982) Reliability of neurological soft signs in children: reevaluation of the PANESS. J Abn Child Psychol 10:163–72.

Hoppenbrouwers SS, Schutter DJ, Fitzgerald PB, Chen R, Daskalakis ZJ (2008) The role of the cerebellum in the pathophysiology and treatment of neuropsychiatric disorders: a review. Brain Res Rev 59:185–200.

Howle JM (2002) Neuro-Developmental Treatment Approach: Theoretical Foundations and Principles of Clinical Practice. Laguna Beach, CA: Neuro-Developmental Treatment Association.

Hoy KE, Fitzgerald PB, Bradshaw JL, Armatas CA, Georgiou-Karistianis N (2004) Investigating the cortical origins of motor overflow. Brain Res Brain Res Rev 46:315–27.

Huisman M, Koopman-Esseboom C, Lanting CI, van der Paauw CG, Tuinstra LG, Fidler V, Weisglas-Kuperus N, Sauer PJ, Boersma ER, Touwen BC (1995) Neurological condition in 18-month-old children perinatally exposed to polychlorinated biphenyls and dioxins. Early Hum Dev 43:165–76.

Ingram TTS (1973) Soft signs. Dev Med Child Neurol 15:527–30.

Jansiewicz EM, Goldberg MC, Newschaffer CJ, Denckla MB, Landa R, Mostofsky SH (2006) Motor signs distinguish children with high functioning autism and Asperger's syndrome from controls. J Autism Dev Disord 36:613–21.

Jongmans M, Henderson S, de Vries L, Dubowitz L (1993) Duration of periventricular densities in preterm infants and neurological outcome at 6 years of age. Arch Dis Child 69:9–13.

Jucaite A, Fernell E, Forssberg H, Hadders-Algra M (2003) Deficient coordination of associated postural adjustments during a lifting task in children with neurodevelopmental disorders. Dev Med Child Neurol 45:731–42.

Kakebeeke TH, Jongmans MJ, Dubowitz LM, Schoemaker MM, Henderson SE (1993) Some aspects of the reliability of Touwen's examination of the child with minor neurological dysfunction. Dev Med Child Neurol 35:1097–105.

Kalverboer AF, Van Praag HM, Medlewicz J (1978) Minimal Brain Dysfunction: Fact or Fiction. Advances in Biological Psychiatry (Vol. 1). Basel: Karger.

Karachalios T, Sofianos J, Roidis N, Sapkas G, Korres D, Nikolopoulos K (1999) Ten-year follow-up evaluation of a school screening program for scoliosis. Is the forward-bending test an accurate diagnostic criterion for the screening of scoliosis? Spine 24:2318–24.

Kavounoudias A, Roll JP, Anton JL, Nazarian B, Roth M, Roll R (2008) Proprio-tactile integration for kinesthetic perception: an fMRI study. Neuropsychologia 46: 567–75.

Kawi AA, Pasamanick B (1958) Association of factors of pregnancy with reading disorders in childhood. J Am Med Assoc 166:1420–3.

Kennard MA (1960) Value of equivocal signs in neurologic diagnosis. Neurology 10:753–64.

Kennerley SW, Diedrichsen J, Hazeltine E, Semjen A, Ivry RB (2002) Callosotomy patients exhibit temporal uncoupling during continuous bimanual movements. Nat Neurosci 5:376–81.

Kessler JW (1980) History of minimal brain dysfunctions. In: Rie HE, Rie ED, editors. Handbook of Minimal Brain Dysfunctions. A Critical View. New York: John Wiley & Sons. S. 18–52.

Kikkert HK, Middelburg KJ, Hadders-Algra M (2010) Maternal anxiety is related to infant neurological condition, paternal anxiety is not. Early Hum Dev 86:171–7.

Knobloch H, Pasamanick B (1959) Syndromes of minimal cerebral damage in infancy. JAMA 170:1384–7.

Knoester M, Vandenbroucke JP, Helmerhorst FM, van der Westerlaken LA, Walther FJ, Veen S (2007) Matched follow-up study of 5–8 year old ICSI-singletons: comparison of their neuromotor development to IVF and naturally conceived singletons. Hum Reprod 22:1638–46.

Koenderink MJ, Uylings HB (1995) Postnatal maturation of layer V pyramidal neurons in the human prefrontal cortex. A quantitative Golgi analysis. Brain Res 678:233–43.

Konczak J, Dichgans J (1997) The development toward stereotypic arm kinematics during reaching in the first 3 years of life. Exp Brain Res 117:346–54.

Krägeloh-Mann I, Horber V (2007) The role of magnetic resonance imaging in elucidating the pathogenesis of cerebral palsy: a systematic review. Dev Med Child Neurol 49:144–51.

Krain AL, Castellanos FX (2006) Brain development and ADHD. Clin Psychol Rev 26:433–44.

Kuhtz-Buschbeck JP, Stolze H, Jöhnk K, Boczek-Funcke A, Illert M (1998) Development of prehension movements in children: a kinematic study. Exp Brain Res 122:424–32.

Kuhtz-Buschbeck JP, Sundholm LK, Eliasson AC, Forssberg H (2000) Quantitative assessment of mirror movements in children and adolescents with hemiplegic cerebral palsy. Dev Med Child Neurol 42:728–36.

Lacquaniti F, Perani D, Guigon E, Bettinardi V, Carrozzo M, Grassi F, Rossetti Y, Fazio F (1997) Visuomotor transformations for reaching to memorized targets: a PET study. Neuroimage 5:129–46.

Langkamp DL, Brazy JE (1999). Risk for later school problems in preterm children who do not cooperate for preschool developmental testing. J Pediatr 135:756–60.

Largo RH, Pfister D, Molinari L, Kundu S, Lipp A, Duc G (1989) Significance of prenatal, perinatal and postnatal factors in the development of AGA preterm infants at five to seven years. Dev Med Child Neurol 31:440–56.

Largo RH, Caflisch JA, Hug F, Muggli K, Molnar AA, Molinari L, Sheehy A, Gasser T (2001 a) Neuromotor development from 5 to 18 years. Part 1: timed performance. Dev Med Child Neurol 43:436–43.

Largo RH, Caflisch JA, Hug F, Muggli K, Mornar AA, Molinari L (2001 b) Neuromotor development from 5 to 18 years. Part 2: associated movements. Dev Med Child Neurol 43:444–53.

Latash M, Hadders-Algra M (2008) What is posture and how is it controlled? In: Hadders-Algra M, Brogren Carlberg E, editors. Postural Control: A Key Issue in Developmental Disorders. Clin Dev Med 179. London: Mac Keith Press. S. 3–21.

Lazarus J-AC, Todor JI (1987) Age differences in the magnitude of associated movement. Dev Med Child Neurol 29:726–33.

Lenroot RK, Giedd JN (2006) Brain development in children and adolescents: insights from anatomical magnetic resonance imaging. Neurosci Biobehav Rev 30:718–29.

Ley D, Laurin J, Bjerre I, Marsal K (1996) Abnormal fetal aortic velocity waveform and minor neurological dysfunction at 7 years of age. Ultrasound Obstet Gynecol 8:152–9.

Li Y, Dai Q, Jackson JC, Zhang J (2008) Overweight is associated with decreased cognitive functioning among school-age children and adolescents. Obesity (Silver Spring) 16:1809–15.

Lucas AR, Rodin EA, Simson CB (1965) Neurological assessment of children with early school problems. Dev Med Child Neurol 7:145–56.

McCartney G, Hepper P (1999) Development of lateralized behaviour in the human fetus from 12 to 27 weeks' gestation. Dev Med Child Neurol 41:83–6.

Mackie RT, McCulloch DL, Saunders KJ, Day RE, Phillips S, Dutton GN (1998) Relation between neurological status, refractive error, and visual acuity in children: a clinical study. Dev Med Child Neurol 40:31–7.

Malik SI, Painter MJ (2004) Hypotonia and weakness. In: Kliegman RM, Greenbaum LA, Lye PS, editors. Practical Strategies in Pediatric Diagnosis and Therapy (2nd edn). Philadelphia, PA: Elsevier. S. 651–71.

Manto M (2008) The cerebellum, cerebellar disorders, and cerebellar research – two centuries of discoveries. Cerebellum 7:505–16.

Marlow N, Roberts BL, Cooke RW (1989) Laterality and prematurity. Arch Dis Child 64:1713–6.

Marlow N, Hennessy EM, Bracewell MA, Wolke D; EPICure Study Group (2007) Motor and executive function at 6 years of age after extremely preterm birth. Pediatrics 120:793–804.

Mayston MJ, Harrison LM, Stephens JA (1999) A neurophysiological study of mirror movements in adults and children. Ann Neurol 45:583–94.

Medical Research Council of the United Kingdom (1978) Aids to the Examination of the Peripheral Nervous System: Memorandum No 45. Palo Alto, CA: Pedragon House.

Menkes JH, Sarnat HB, Moser FG (2000) Introduction: neurologic examination of the child and infant. In: Menkes JH, Sarnat HB, editors. Child Neurology (6th edn). Philadelphia, PA: Lippincott, Williams & Wilkins. S. 1–32.

Miall RC, Reckess GZ, Imamizu H (2001) The cerebellum coordinates eye and hand tracking movements. Nat Neurosci 4:638–44.

Middelburg KJ, Heineman MJ, Bos AF, Hadders-Algra M (2008) Neuromotor, cognitive, language and behavioural outcome in children born following IVF or ICSI – a systematic review. Hum Reprod Update 14:219–31.

Mink JW (2003) The basal ganglia and involuntary movements: impaired inhibition of competing motor patterns. Arch Neurol 60:1365–8.

Ming X, Brimacombe M, Wagner GC (2007) Prevalence of motor impairment in autism spectrum disorders. Brain Dev 29:565–70.

Molinari M, Filippini V, Leggio MG (2002) Neuronal plasticity of the interrelated cerebellar and cortical networks. Neuroscience 111:863–70.

Monson RM, Deitz J, Kartin D (2003) The relationship between awake positioning and motor performance among infants who slept supine. Pediatr Phys Ther 15:196–203.

Mostofsky SH, Rimrodt SL, Schafer JG, Boyce A, Goldberg MC, Pekar JJ, Denckla MB (2006) Atypical motor and sensory cortex activation in attention-deficit/hyperactivity disorder: a functional magnetic resonance imaging study of simple sequential finger tapping. Biol Psychiatry 59:48–56.

Nichols PL, Chen T-C (1981) Minimal Brain Dysfunction. A Prospective Study. Hillsdale, NJ: Lawrence Erlbaum Associates.

Niemeijer AS, Smits-Engelsman BCM, Schoemaker MM (2007) Neuromotor task training for children with developmental coordination disorder: a controlled trial. Dev Med Child Neurol 49:406–11.

Njiokiktjien C (2007) Developmental Dyspraxias and Related Motor Disorders. Neural Substrates and Assessment. Amsterdam: Suyi Publications.

O'Callaghan MJ, Burn YR, Mohay HA, Rogers Y, Tudehope DI (1993) The prevalence and origins of left hand preference in high risk infants, and its implications for intellectual, motor and behavioural performance at four and six years. Cortex 29:629–37.

O'Connor AR, Fielder AR (2007) Visual outcomes and perinatal adversity. Semin Fetal Neonatal Med 12:408–14.

Olsén P, Pääkkö E, Vainionpää L, Pyhtinen J, Järvelin MR (1997) Magnetic resonance imaging of periventricular leukomalacia and its clinical correlation in children. Ann Neurol 41:754–61.

Pasamanick B, Rogers ME, Lilienfeld AM (1956) Pregnancy experience and the development of behavior disorder in children. Am J Psychiatry 112:613–8.

Perelle IB, Ehrman L (1994) An international study of human handedness: the data. Behav Genet 24:217–27.

Pernet CR, Poline JB, Demonet JF, Rousselet GA (2009) Brain classification reveals the right cerebellum as the best biomarker of dyslexia. BMC Neurosci 10:67.

Peters LHJ, Maathuis KGB, Kouw E, Hamming M, Hadders-Algra M (2008) Testretest, inter-assessor and intra-assessor reliability of the Touwen examination. Eur J Pediatr Neurol 12:328–33.

Peters LHJ, Maathuis, CGB, Hadders-Algra M (2011) Limited motor performance and minor neurological dysfunction at school age. Acta Paediatr 100:271–8.

Platt MJ, Krageloh-Mann I, Cans C (2009) Surveillance of cerebral palsy in Europe: reference and training manual. Med Educ 43:495–6.

Prechtl HFR (1972) Patterns of reflex behavior related to sleep in the human infant. In: Clemente C, Purpura D, Meyer F, editors. Sleep and the Maturing Nervous System. New York: Academic Press. S. 287–301.

Prechtl HFR (1974) The behavioural states of the newborn infant (a review). Brain Res 76:185–212.

Prechtl HFR (1977) The Neurological Examination of Full-Term Newborn Infant (2nd edn). Clin Dev Med 63. London: Heinemann Medical Books.

Prechtl HFR (1980) The optimality concept. Early Hum Dev 4:201–5.

Prechtl HFR (1987) Choreiform movements. In: Tupper DE, editor. Soft Neurological Signs. Orlando, FL: Grune & Stratton. S. 247–53.

Prechtl HFR (1990) Qualitative changes of spontaneous movements in fetus and preterm infant are a marker of neurological dysfunction. Early Hum Dev 23:151–8.

Prechtl HFR (2001) General movement assessment as a method of developmental neurology: new paradigms and their consequences. Dev Med Child Neurol 43:836–42.

Prechtl HFR, Stemmer C (1962) The choreiform syndrome in children. Dev Med Child Neurol 4:199–227.

Punt M, De Jong M, De Groot E, Hadders-Algra M (2010) Minor neurological dysfunction in children with dyslexia. Dev Med Child Neurol 52:1127–32.

Radovanovic S, Korotkov A, Ljubisavljevic M, Lyskov E, Thunberg J, Kataeva G, Danko S, Roudas M, Pakhomov S, Medvedev S, Johansson H (2002) Comparison of brain activity during different types of proprioceptive inputs: a positron emission tomography study. Exp Brain Res 143:276–85.

Rasmussen P, Gillberg C (2000) Natural outcome of ADHD with developmental coordination disorder at age 22 years: a controlled, longitudinal, community-based study. J Am Acad Child Adolesc Psychiatry 39:1424–31.

Reitz M, Müller K (1998) Differences between »congenital mirror movements« and »associated movements« in normal children: a neurophysiological study. Neurosci Lett 256:69–72.

Rie HE, Rie ED (1980) Handbook of Minimal Brain Dysfunctions. A Critical View. New York: John Wiley & Sons. Roberton MA, Halverson LE. (1988) The development of locomotor coordination: longitudinal change and invariance. J Mot Behav 20:197–241.

Rochat P (1998) Self-perception and action in infancy. Exp Brain Res 123:102–9.

Rodriguez A, Waldenström U (2008) Fetal origins of child non-right-handedness and mental health. J Child Psychol Psychiatry 49:967–76.

Roncesvalles MN, Schitz C, Zedka M, Assaiante C, Woollacott M (2005) From egocentric to exocentric spatial orientation: development of posture control in bimanual and trunk inclination tasks. J Mot Behav 37:404–16.

Rosenbaum P, Paneth N, Leviton A, Goldstein M, Bax M, Damiano D, Dan B, Jacobsson B (2007) A report: the definition and classification of cerebral palsy. Dev Med Child Neurol suppl 109:8–14.

Rousson V, Gasser T, Caflisch J, Largo R (2008) Reliability of the Zurich Neuromotor Assessment. Clin Neuropsychol 22:60–72.

Rutter M (1982) Developmental neuropsychiatry: concepts, issues and prospects. J Clin Neuropsychol 4:91–115.

Rutter M, Graham P, Birch HG (1966) Interrelations between the choreiform syndrome, reading disability and psychiatric disorders in children of 8–11 year. Dev Med Child Neurol 8:149–59.

Rutter M, Graham P, Yule W (1970) A Neuropsychiatric Study in Childhood. Clin Dev Med 35/36. London: Spastics International Medical Publications.

Rutter M, Chadwick O, Shaffer D, Brown G (1980) A prospective study of children with head injuries: I Design and methods. Psychol Med 10:633–45.

Sala DA, Shulman LH, Kennedy RF, Grant AD, Chu MLY (1999) Idiopathic toe-walking: a review. Dev Med Child Neurol 41:846–8.

Sanger TD, Mink JW (2006) Movement disorders. In: Swaiman KF, Ashwal S, Ferriero DM, editors. Pediatric Neurology, Principles and Practice (4th edn). Philadelphia, PA: Mosby. S. 1271–311.

Sangster CA, Beninger C, Polatajko HJ, Mandich A (2005) Cognitive strategy generation in children with developmental coordination disorder. Can J Occup Ther 72:67–77.

Sara SJ (2009) The locus coeruleus and noradrenergic modulation of cognition. Nat Rev Neurosci 10:211–23.

Schaafsma SM, Riedstra BJ, Pfannkuche KA, Bouma A, Groothuis TG (2009) Epigenesis of behavioural lateralization in humans and other animals. Philos Trans R Soc Lond B Biol Sci 364:915–27.

Schmidhauser J, Caflisch J, Rousson V, Bucher HU, Largo RH, Latal B (2006) Impaired motor performance and movement quality in very-low-birthweight children at 6 years of age. Dev Med Child Neurol 48:718–22.

Schmitt BD (1975) The minimal brain dysfunction myth. Am J Dis Child 129:1313–8.

Schothorst PF, Swaab-Barneveld H, van Engeland H (2007) Psychiatric disorders and MND in nonhandicapped preterm children. Prevalence and stability from school age into adolescence. Eur Child Adolesc Psychiatry 16:439–48.

Shaffer D, O'Connor PA, Shafer SQ, Prupis S (1984) Neurological »soft signs«: their origins and significance for behavior. In: Rutter M, editor. Developmental Neuropsychiatry. Edinburgh: Churchill Livingstone. S. 144–63.

Shaffer D, Schonfeld I, O'Connor PA, Stokman C, Trautman P, Shafer S, Ng S (1985) Neurological soft signs. Their relationship to psychiatric disorder and intelligence in childhood and adolescence. Arch Gen Psychiatry 42:342–51.

Shapiro T, Burkes L, Pett TA, Ranz J (1978) Consistency of »nonfocal« neurological signs. J Am Acad Child Psychiatry 17:70–9.

Schlotz W, Phillips DI (2009) Fetal origins of mental health: evidence and mechanisms. Brain Behav Immun 23:905–16.

Smyth MM, Mason UC (1998) Use proprioception in normal and clumsy children. Dev Med Child Neurol 40:672–81.

Sommerfelt K, Markestad T, Ellertsen B (1998) Neuropsychological performance in low birth weight preschoolers: a population-based, controlled study. Eur J Pediatr 157:53–8.

Soorani-Lunsing RJ, Hadders-Algra M, Olinga AA, Huisjes HJ, Touwen BCL (1993) Minor neurological dysfunction after the onset of puberty: association with perinatal events. Early Hum Dev 33:71–80.

Soorani-Lunsing RJ, Hadders-Algra M, Huisjes HJ, Touwen BCL (1994) Neurobehavioural relationships after the onset of puberty. Dev Med Child Neurol 36:334–43.

Sowell ER, Thompson PM, Leonard CM, Welcome SE, Kan E, Toga AW (2004) Longitudinal mapping of cortical thickness and brain growth in normal children. J Neurosci 24:8223–31.

Sprich-Buckminster S, Biederman J, Milberger S, Faraone SV, Krifcher Lehman B (1993) Are perinatal complications relevant to the manifestation of ADD. Issue of comorbidity and familiality. J Am Acad Child Adolesc Psychiatry 32:1032–7.

Stam J, Van Crevel H (1989) Measurement of tendon reflexes by surface electromyography in normal subjects. J Neurol 236:231–7.

Stanc´ák A, Cohen ER, Seidler RD, Duong TQ, Kim SG (2003) The size of corpus callosum correlates with functional activation of medial motor cortical areas in bimanual and unimanual movements. Cereb Cortex 13:475–85.

Stanley F, Blair E, Alberman E (2000) Cerebral Palsies: Epidemiology and Causal Pathways. Clin Dev Med 151. London: Mac Keith Press.

Steinhausen HC (2009) The heterogeneity of causes and courses of attention-deficit/hyperactivity disorder. Acta Psychiatr Scand 120:392–9.

Steinlin M (2007) The cerebellum in cognitive processes: supporting studies in children. Cerebellum 6:237–41.

Stephenson JBP (2001) Commentary – soft signs: soft neurologist. Arch Dis Child 85:374.

Stine OC, Saratsiotis JB, Mosser RS (1975) Relationships between neurological findings and classroom behavior. Am J Dis Child 129:1036–40.

Stokman CJ, Shafer SQ, Shaffer D, Ng SK, O'Connor PA, Wolff RR (1986) Assessment of neurological »soft signs« in adolescents: reliability studies. Dev Med Child Neurol 28:428–39.

Strauss AA, Lehtinen V (1947) Psychopathology and Education or the Brain-Injured Child (Vol 1). New York: Grune & Stratton.

Sutherland DH, Olshen RA, Biden EN, Wyatt MP (1988) The Development of Mature Walking. Clin Dev Med 104/105. London: Mac Keith Press.

Swaiman KE (1999) Neurologic examination of the older child. In: Swaiman KE, Ashwal S, editors. Pediatric Neurology. Principles and Practice (3rd edn). St. Louis, MO: Mosby. S. 14–30.

Swaiman KE, Ashwal S (1999) Pediatric Neurology. Principles and Practice (3rd edn). St. Louis, MO: Mosby.

Szatmari P, Taylor DC (1984) Overflow movements and behaviour problems: scoring and using a modification of Fog's test. Dev Med Child Neurol 26:297–310.

Tieman BL, Palisano RJ, Sutlive AC (2005) Assessment of motor development and function in preschool children. Ment Retard Dev Disabil Res Rev 11:189–96.

Touwen BCL (1978) Variability and stereotypy in normal and deviant development. In: Apley J, editor. Care of the Handicapped Child. Clin Dev Med 67. London: Spastics International Medical Publications. S. 99–110.

Touwen BCL (1979) Examination of the Child with Minor Neurological Dysfunction (2nd ed). Clin Dev Med 71. London: Spastics International Medical Publications.

Touwen BCL (1981) Neurological development of the infant. In: Davis JA, Dobbing J, editors. Scientific Foundations of Paediatrics (2nd edn). London: Heinemann Medical Books. S. 830–42.

Touwen BCL (1993) How normal is variable, or now variable is normal? Early Hum Dev 34:1–12.

Touwen BCL, Prechtl HFR (1970) Examination of the Child with Minor Neurological Dysfunction. Clin Dev Med 38. London: Spastics International Medical Publications.

Touwen BCL, Sporrel T (1979) Soft signs and MBD. Dev Med Child Neurol 21:528–30.

Touwen BC, Huisjes HJ, Jurgens-van der Zee AD, Bierman-van Eendenburg ME, Smrkovsky M, Olinga AA (1980) Obstetrical condition and neonatal neurological morbidity. An analysis with the help of the optimality concept. Early Hum Dev 4:207–28.

Tracy JI, Faro SS, Mohammed FB, Pinus AB, Madi SM, Laskas JW (2001) Cerebellar mediation of the complexity of bimanual compared to unimanual movements. Neurology 57:1862–9.

Tupper DE (1987) Soft Neurological Signs. New York: Grune & Stratton.

van Duijvenvoorde AC, Zanolie K, Rombouts SA, Raijmakers ME, Crone EA (2008) Evaluating the negative or valuing the positive? Neural mechanisms supporting feedback-based learning across development. J Neurosci 28:9495–503.

Van Hoorn JF, Maathuis CGB, Peters LHJ, Hadders-Algra M (2010) Handwriting, visuomotor integration and neurological condition at school age. Dev Med Child Neurol 52:941–7.

Ververs IAP, De Vries JIP, Van Geijn HP, Hopkins B (1994) Prenatal head position form 12–38 weeks.I. Developmental aspects. Early Hum Dev 39:83–91.

Vitiello B, Ricciuti AJ, Stoff DM, Behar D, Denckla MB (1989) Reliability of subtle (soft) neurological signs in children. J Am Acad Child Adolesc Psychiatry 28:749–53.

Vitiello B, Stoff D, Atkins M, Mahoney A (1990) Soft neurological signs and impulsivity in children. J Dev Behav Pediatr 11:112–5.

Vles JSH, Van Oostenbrugge R (1988) Head position in low-risk premature infants: impact of nursing routines. Biol Neonate 54:307–13.

Volpe JJ (2009) Cerebellum of the premature infant: rapidly developing, vulnerable, clinically important. J Child Neurol 24:1085–104.

Von Hofsten C (1991) Structuring of early reaching movements: a longitudinal study. J Mot Behav 23:280–92.

Weinstock M (2001) Alterations induced by gestational stress in brain morphology and behaviour of the offspring. Progr Neurobiol 65:427–51.

Werry JS, Aman MG (1976) The reliability and diagnostic validity of the physical and neurological examination for soft signs (PANESS). J Autism Child Schizophr 6:253–62.

Wessel K, Nitschke MF (1997) Cerebellar somatotopic representation and cerebro-cerebellar interconnections. Prog Brain Res 114:577–88.

Wilke M, Krägeloh-Mann I, Holland SK. (2007) Global and local development of gray and white matter volume in normal children and adolescents. Exp Brain Res 178:296–307.

Wilson PH, McKenzie BE (1998) Information processing deficits associated with developmental coordination disorder: a meta-analysis of research findings. J Child Psychol Psychiat 6:829–40.

Wocadlo C, Rieger I (2000) Very preterm children who do not cooperate with assessments at three years of age: skill differences at 5 years. J Dev Behav Pediatr 21:107–13.

Wolf DS, Singer HS (2008) Pediatric movement disorders: an update. Curr Opin Neurol 21:491–6.

Wolff PH, Hurwitz I (1966) The choreiform syndrome. Dev Med Child Neurol 8:160–5.

Wolff PH, Gunnoe CE, Cohen C (1983) Associated movements as a measure of developmental age. Dev Med Child Neurol 25:417–29.

World Health Organization (2007) International Classification of Functioning, Disability and Health, Child and Youth Version. Geneva: WHO.

Wu G, Siegler S, Allard P, Kirtley C, Leardini A, Rosenbaum D, Whittle M, D'Lima D, Cristofolini L, Witte H, Schmid O, Stokes I; Standardization and Terminology Committee of the International Society of Biomechanics (2002). ISB recommendation on definitions of joint coordinate system of various joints for the reporting of human joint motion – part I: ankle, hip, and spine. J Biomech 35:543–8.

Wu G, van der Helm FC, Veeger HE, Makhsous M, Van Roy P, Anglin C, Nagels J, Karduna AR, McQuade K, Wang X, Werner FW, Buchholz B, International Society of Biomechanics (2005) ISB recommendation on definitions of joint coordinate systems of various joints for the reporting of human joint motion – Part II: shoulder, elbow, wrist and hand. J Biomech 38:981–92.

Wu T, Hallett M (2005) The influence of normal human aging on automatic movements. J Physiol 562:605–15.

Register

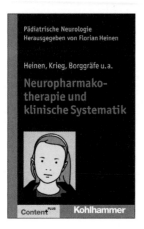
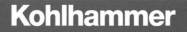